Stereoskopische Raummessung an Röntgenaufnahmen

Von

Wilhelm Trendelenburg

Dr. med., o. ö. Professor der Physiologie
in Tübingen

Mit 39 Textabbildungen

Berlin
Verlag von Julius Springer
1917

ISBN-13: 978-3-642-98168-5   e-ISBN-13: 978-3-642-98979-7
DOI:10.1007/978-3-642-98979-7

Meinem lieben Vater
und Lehrer der Chirurgie

Friedrich Trendelenburg

in Dankbarkeit gewidmet

Vorwort.

Durch den Krieg wurde ein schon früher viel bearbeitetes Gebiet der Röntgenwissenschaft sehr in den Vordergrund gerückt, die Ortsbestimmung von Geschossen und Geschoßteilen, von Knochensplittern und von anderen Gebilden der verschiedensten Art. Es ist daher nicht zu verwundern, daß die Methoden zur Ortsbestimmung und überhaupt zur Raummessung mittels des Röntgenverfahrens immer zahlreicher geworden sind, und man wird sich kaum entschließen können, eine Methode als die unbedingt stets vorzuziehende zu bezeichnen. Das stereoskopische Verfahren hat unleugbar den großen Vorteil, sehr allgemein anwendbar zu sein und sehr genaue und vor allem unmittelbar-anschauliche Ergebnisse zu liefern. Bei dem hier vorgelegten Versuch einer einführenden Darstellung in das Gebiet der Röntgenstereoskopie ist nicht beabsichtigt, sämtliche stereoskopischen Meßverfahren in gleicher Ausführlichkeit zu besprechen, sondern es soll eines in den Vordergrund gestellt werden, das besonders aussichtsreich ist. Es wird aber die Darstellung auf einen etwas breiteren Grund aufgebaut, und es werden auch die Hauptzüge der messenden Stereoskopie gewöhnlicher photographischer Aufnahmen berücksichtigt. Es wird gezeigt, wie sich ihnen in engster Weise die Röntgenstereoskopie anschließt und wie nahe die geometrisch-rechnerischen Meßmethoden auch im Röntgenverfahren den stereoskopischen Methoden stehen. Ein Verzeichnis einschlägiger Arbeiten, in dem auf Vollständigkeit verzichtet werden mußte, soll es erleichtern, tiefer in diese Gebiete einzudringen.

Herr Prof. v. Haberer in Innsbruck hat mir während der Kriegszeit die Möglichkeit geboten, mich an seiner chirurgischen Klinik der Röntgenarbeit zu widmen, bei der er mich in entgegenkommendster Weise unterstützte.

Große Förderung erhielt ich von Herrn Prof. Pulfrich in Jena (Zeißwerke), welcher mir ein Prismenokular herstellen ließ.

Daß mein Wunsch, die Benutzung der stereoskopischen Meßmethode allgemein zu ermöglichen, erfüllt wurde, ist vor allem dem weitgehenden Entgegenkommen der Firma E. Leitz in Wetzlar zu verdanken, die keine Mühe gescheut hat, meine Apparate zur endgültigen Verwirklichung zu bringen.

Allen Genannten möchte ich hiermit meinen herzlichsten Dank aussprechen.

Nicht minder bin ich dem Herrn Verleger für die sorgfältige Ausstattung der Arbeit zu großem Dank verpflichtet.

Möge diese Schrift und die in ihr vorgelegte stereoskopische Methode unseren Kriegsverwundeten Nutzen bringen und möge sie auch über die Kriegszeit hinaus eine Förderung der messenden Röntgendiagnostik bedeuten. Darin habe ich mein Ziel gesehen und den Ansporn, trotz aller in der allgemeinen Lage begründeten Schwierigkeiten die Ausarbeitung der Methode durchzusetzen.

Inhaltsverzeichnis.

A. Raumbestimmung ohne Stereoskopie.

I. Raumbeurteilung an Einzelaufnahmen und bei Durchleuchtungen.

Durch das Röntgenverfahren wird uns bei Durchleuchtungen und einzelnen Plattenaufnahmen ein von der Dichte der Teile abhängiges Schattenbild entworfen, das eine perspektivische Flächenprojektion der in den drei Richtungen des Raumes sich erstreckenden Körper enthält. Die Aufgabe, sich nach diesen Bildern die Raumverteilung selber vorzustellen oder anschaulich zu machen, ist zunächst in ihrer Lösung davon unabhängig, ob wir das Schattenbild auf dem Leuchtschirm oder der photographischen Platte entwerfen, da das Bild im wesentlichen nur von der Lage des Körpers zur Projektionsfläche und zum perspektivischen Zentrum (dem Brennflecke der Antikathode) abhängt. Im einzelnen aber können sehr verschiedene Wege eingeschlagen werden, je nachdem, ob wir nur durchleuchten oder nur Plattenaufnahmen machen, oder beides miteinander verbinden.

Betrachten wir zunächst nur ein bestimmtes auf dem Schirm oder der Platte entstehendes Bild. Nur die der Platte unmittelbar anliegenden Teile werden dabei in der Flächenprojektion in richtigen (das heißt hier: objektgleichen) Längen- und Breitenmaßen erscheinen, während die von der Fläche weiter abstehenden Teile um so mehr vergrößerte Zeichnungen geben, je weiter sie von der Fläche entfernt sind. Wenn wir nicht Fernaufnahmen zugrunde legen, stößt also bei der einzelnen Aufnahme schon die Beurteilung der Längen- und Breitenwerte auf Schwierigkeiten, die nur dadurch auf ein Mindestmaß gebracht werden können, daß wir, wie schon

Wheatstone für die Betrachtung einer einfachen perspektivischen ·Zeichnung lehrte, unser Auge an den Ort des perspektivischen Zentrums bringen. Nur in diesem Falle ist nämlich, wie Abb. 1 erläutern möge, das Netzhautbild bei Betrachtung des Gegenstandes selbst und bei Betrachtung des Projektionsbildes nach Möglichkeit das gleiche, und wir können deshalb nur in diesem Falle die Zeichnung in der gleichen Weise zur Raumbeurteilung verwenden, wie den Anblick des unbewegten Gegenstandes selber bei einäugiger Betrachtung mit unbewegtem Kopfe. Bei der großen Mannigfaltigkeit aber, in der wir bei den Aufnahmen der verschiedenen Körpergebiete die Stellung der Antikathode zur Platte hinsichtlich Entfernung und Richtung wechseln müssen, ist die Erfüllung der gestellten Forderung kaum durchführbar. Bleibt damit bei Betrachtung des einfachen Plattenbildes manches in der Größenbeurteilung etwas unsicher, so sollten wir doch nicht von einer „Verzeichnung" im Schattenbilde sprechen, denn diese bringen wir selber streng genommen erst dadurch hinein, daß wir das Bild von einem falschen Betrachtungsstandpunkt aus beurteilen.

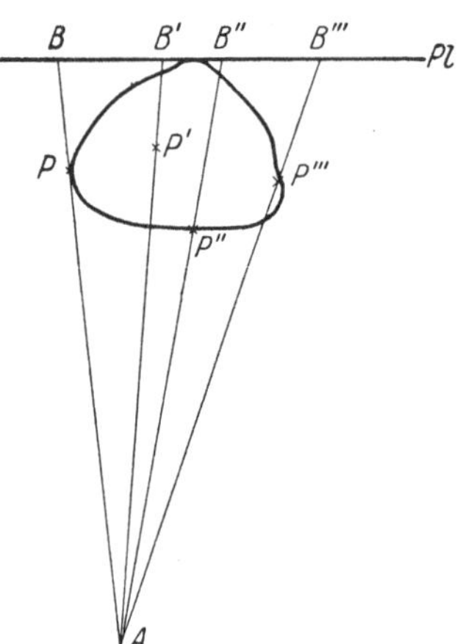

Abb. 1. Schema für die Zentralprojektion eines Gegenstandes auf eine Ebene und für die richtige Betrachtung der Projektionszeichnung.

Auf die Verminderung dieser Schwierigkeiten durch Fernaufnahmen sei hier nur kurz verwiesen. Durch die Wahl einer größeren Entfernung zwischen Projektionszentrum und -fläche werden auch solche Teile in annähernd objektgleicher Größe abgebildet, die fern von der Fläche liegen. Wir werden es als einen großen Vorzug der stereoskopischen Methoden kennen lernen, daß bei diesen die Notwendigkeit von Fernaufnahmen auch dann· entfällt, wenn wir die größten Ansprüche an die Richtigkeit des Raumeindrucks stellen.

Für die Beurteilung der dritten Raumerstreckung, der Tiefe, stehen bei einer Projektionszeichnung nur wenig Anhaltspunkte zur Verfügung, die im Röntgenverfahren noch dadurch wesentlich eingeschränkt werden, daß wegen seiner Natur als Schattenbild die Linienverdeckung, aus der wir sonst das Vor und Hinter beurteilen können, wegfällt. Sehen wir beispielsweise den Schatten eines Drainrohres einen Knochenschatten kreuzen, so können wir aus der Überschneidung an sich keine weiteren Anhaltspunkte über die Tiefenbeziehung entnehmen und es bleibt uns im wesentlichen nur die verschiedene Schärfe des Schattenbildes zur Beurteilung übrig.

Diese bei der Einzelaufnahme oder dem einzelnen Schirmbild vorhandenen Schwierigkeiten bei der Tiefendeutung führten zur Ausbildung weiterer Methoden, von denen hier zunächst diejenige vorangestellt sei, die sich nur der Durchleuchtung bedient. Sie schließt sich ganz an die Maßnahmen an, die wir bei einäugiger Betrachtung von Gegenständen zur besseren Tiefenbeurteilung heranziehen. Wir können von der Betrachtung mit feststehendem Augendrehpunkt, der als das perspektivische Zentrum der Betrachtung angesehen werden kann, zu der Betrachtung mit Ortsveränderung des Drehpunktes übergehen, wobei es gleichgültig ist, ob wir den Kopf gegen den Gegenstand, oder diesen gegen den Kopf seitlich verschieben, oder ob beide Bewegungen gleichzeitig ausgeführt werden. Dabei erhalten wir viele neue und stets wechselnde Linienverdeckungen, die jetzt eine relative Tiefenbeurteilung ermöglichen. Befestigen wir beispielsweise auf einem Grundbrettchen zwei Stäbe in verschiedener Schräge und betrachten wir sie zunächst so, daß beide Stäbe frei nebeneinander erscheinen, so haben wir, wenn noch die Enden der Stäbe durch eine Umrahmung verdeckt sind, keine wesentlichen Anhaltspunkte darüber, welcher der Stäbe uns näher liegt. Sobald wir das Grundbrettchen etwas drehen, werden die Stäbe bald überkreuzt erscheinen, wobei die Grenzlinien des einen Stabes von denen des anderen überschnitten und unterbrochen werden. Der erstere, so urteilen wir nun, liegt hinter dem letzteren. Weitere Anhaltspunkte ergeben sich aus der Größe der für die einzelnen Teile des Gegenstandes auftretenden Verschiebungen. Legen wir die Achse, um die wir den Gegenstand drehen, etwa durch seinen vom Auge entferntesten Teil, so sind die Verschiebungen der einzelnen Gegenstandspunkte um

1*

so größer, je näher diese Punkte dem Auge sind, und das gleiche gilt für geradlinige Bewegungen des Kopfes oder des Gegenstandes. Bei schnellerer Bewegung kann eine monokulare Tiefenwahrnehmung zustande kommen, die nicht viel gegen die binokulare nachsteht[1]).

Auch im Röntgenverfahren können wir in ganz entsprechender Weise das perspektivische Zentrum und den Gegenstand zueinander bewegen, und am mannigfaltigsten ist diese Methode der Tiefenbeurteilung bei der Durchleuchtung anwendbar, wobei allerdings wiederum die Linienverdeckung als Hilfsmittel der Beurteilung wegfällt, weil die Teile nicht undurchsichtig sind. Wird die Röntgenröhre bewegt, meist parallel zur Schirmfläche, so werden bei ruhig stehendem Körper die Schattenverschiebungen am größten für die Objektteile ausfallen, die der Röhre am nächsten sind, wie man aus einfachen geometrischen Zeichnungen ableiten kann. Weisen zwei Objektteile gleiche Schattenverschiebung auf, so haben sie gleichen Abstand von der Röhre, oder, was auf das gleiche herauskommt, von der Schirmfläche. In dieser Weise hat Perthes an Plattenaufnahmen, die mit verschiedenen Röhrenstellungen aufgenommen wurden, die Ortsbeziehung von Fremdkörpern zu Knochenteilen ermittelt. Bei Durchleuchtungen ist es oft sehr zweckmäßig, den Körper bei feststehender Röhre zu drehen. Finden wir z. B. eine Kugel in der Nähe des Humeruskopfes, so daß bei Durchleuchtung von vorne nach hinten der Kugelschatten mit der Mitte des Humeruskopfschattens zusammenfällt, so finden bei kleinen Drehungen des Verwundeten um seine Längsachse wieder gesetzmäßige Veränderungen des Schattenbildes statt, aus denen auf die Lage der Kugel vor oder hinter dem Knochen oder im Knochen drinnen geschlossen werden kann; im letzteren

---

[1]) Sehr gut lassen sich diese Tatsachen verfolgen, wenn man im Eisenbahnzuge an nicht zu fernen Bäumen und niederem Gehölz vorbeifährt und abwechselnd ein Auge öffnet und schließt, während das andere dauernd offen gehalten wird. Bei passender Entfernung der Äste und Sträucher und passender Bewegungsgeschwindigkeit ist die Unmittelbarkeit des räumlichen Eindruckes bei Benutzung beider Augen kaum größer wie bei Schließen des einen; hält aber der Zug an, so ist sogleich wieder der bekannte flache Eindruck vorhanden, wenn wir nur das eine Auge benutzen. (Vgl. auch Helmholtz, Ewald und Groß.)

Falle ist die Veränderung der Schattenlage für das Geschoß und für den Knochenrand stets gleich, und bei Drehungen des Körpers wird bei jeder Körperstellung der Geschoßschatten von dem Knochenschatten umfaßt. Diese Feststellungen lassen sich bei bloßer Durchleuchtung oft mit großer Sicherheit machen, und nur daran finden sie eine Schwierigkeit, daß eine quere Durchleuchtung des Körpers nur in begrenztem Maße möglich ist.

In ähnlicher Weise kann die Tiefenbestimmung auf den besprochenen Grundlagen ausgeführt werden, wenn man Plattenaufnahmen zu Hilfe nimmt. Man nimmt den Körperteil mehrmals nacheinander auf verschiedenen Platten auf, hält also im Plattenbilde das fest, was man bei der Durchleuchtung nur im flüchtigen Schirmbilde vor sich hatte. Dabei kann nun die Röhre zur Platte verschoben werden, oder bei feststehender Lage der Röhre zur Platte der Körperteil zwischen den einzelnen Aufnahmen gedreht werden. Eine besondere Bevorzugung wurde solchen Aufnahmen zuteil, bei denen die beiden Aufnahmerichtungen senkrecht zueinander stehen, bei denen also der Körperteil zwischen der feststehenden Röhre und der Plattenlage um 90 Grad gedreht gedacht werden kann. Bei vorsichtiger Verwendung und Verzicht auf größte Genauigkeit läßt sich aus solchen Aufnahmen manche Ergänzung zu der Einzelaufnahme erschließen. Zu gefährlichen Mißdeutungen können solche Aufnahmen in zwei zueinander senkrechten Richtungen aber besonders dann führen, wenn etwa ein Geschoß einem annähernd kugelförmigen oder zylinderförmigen Körperteil nahe anliegt und zufällig bei beiden Aufnahmerichtungen der Geschoßschatten in den Bereich des Schattens des Körperteils fällt, worauf für Schädelaufnahmen besonders Holzknecht aufmerksam machte. Weitere Fehler erörtert Levy-Dorn. Da mit der Durchleuchtung eine allseitige Betrachtung der Lagebeziehungen möglich ist, kann man bei ihr solchen Täuschungen nicht unterliegen.

Nicht nur für die Ortsbestimmung grober Fremdkörper ist diese Methode der Objektdrehung von großer Bedeutung, sondern auch für die oft sehr feinen in der Orbita sitzenden Metallsplitter, die eine so sehr verschiedene Bedeutung für den Verletzten haben, je nachdem, ob sie außerhalb oder innerhalb des Bulbus sitzen. Es sind die verschiedensten Methoden zur Unterscheidung intra- und extrabulbärer Fremdkörper angegeben worden, so die Feststellung, ob sich der Schatten bei Augenbewegungen mitbewegt (Köhler). Duken zieht die bloße Durchleuchtung allen anderen Methoden vor, weil nur bei dieser die Bulbushülle selbst gesehen werden kann, wenn man mit sehr gut dunkeladaptiertem Auge arbeitet. Läßt sich nun bei keiner Stellung des Kopfes oder der Augen der Fremdkörper außerhalb des Bulbusschattens sehen, so steckt der Metallteil innerhalb des Auges (vgl. auch Salzer).

Weitere Hilfsmittel können bei der Durchleuchtung zur schnellen Feststellung des Ortes eines Fremdkörpers führen, wenn der Metallteil in den Weichteilen liegt. Bei der Schulter, bei der die Methode der Drehung des Körpers nicht immer voll ausgenutzt werden kann, weil eine Schrägdurchleuchtung den Strahlen bald eine zu dicke Schicht bietet, kann man gelegentlich durch Palpieren von der Achselhöhle aus den Punkt suchen, von dem aus das Geschoß am leichtesten beweglich ist. Auch aktive Muskelkontraktionen können wertvolle Aufschlüsse geben (Levy-Dorn). Hierher gehören auch die Fälle, in denen ein Geschoß in der Herzhöhle oder im Herzmuskel steckt. Ein sehr eigentümlicher derartiger Fall wurde von Fr. Trendelenburg beschrieben; eine Revolverkugel sprang im Schattenbild des Herzens herum, wie eine Pille in einer Schachtel, wenn man sie schüttelt; hieraus konnte auf die intrakardiale Lage des Fremdkörpers geschlossen werden. Bei extrakardialer Lage kann man über die Lagebeziehung des Geschosses zum Herzmuskel schon dadurch Aufschlüsse erzielen, wenn man das eine Ende des Geschosses, etwa die Geschoßspitze, feststehen sieht, während das andere sich gleichzeitig mit der Herzschattenbewegung verschiebt; ein Fall, der vorkommt, wenn das Geschoß von rückwärts in den Thoraxraum eindringt und mit der Spitze innen in der vorderen Brustwand stecken bleibt. Liegt das Geschoß in der Höhe des Zwerchfells, so können in ähnlicher Weise Anhaltspunkte daraus gewonnen werden, wie sich der Schatten bei Atembewegungen des Zwerchfells verhält, ob der Geschoßschatten sich mitbewegt oder seine Lage durch die Zwerchfellbewegung nicht wesentlich verändert wird.

II. Genauere Raumbestimmung mittels Durchleuchtung und Plattenaufnahmen.

Geben die bisher kurz geschilderten Übersichtsmethoden schon sehr viele unentbehrliche und oft schon für sich genügende Anhaltspunkte zur Beurteilung der Lagebeziehungen, so verlangen besonders die operativen Zwecke, aber auch rein diagnostische Aufgaben, meistens genauere Befunde. Erst die genaue Lagebestimmung ermöglicht in der Regel die Entscheidung der Fragen, ob die Entfernung des Geschosses nötig ist, ob sie überhaupt möglich ist, und ob die Größe des Eingriffes im richtigen Verhältnis zu der zu erwartenden Besserung der Beschwerden steht. Auch erhalten wir Anhaltspunkte in der oft so wichtigen Frage, ob angegebene Beschwerden glaubhaft oder übertrieben oder gar nur vorgetäuscht sind.

Von den zahlreichen für genauere Ortsbestimmungen zur Verfügung stehenden Methoden werden hier zunächst die stereoskopischen zurückgestellt, da ihnen der Hauptteil der Arbeit gewidmet ist. Die wesentlichen Grundlagen für die nichtstereoskopischen Methoden, die hier als die geometrischrechnerischen bezeichnet seien, stimmen nicht nur bei den einzelnen Abarten dieser Gruppe überein, sondern sie entsprechen auch ganz den geometrischen Beziehungen, auf denen die schon besprochenen Übersichtsmethoden beruhen. Ja, auch mit den Grundlagen der stereoskopischen Methoden bestehen die engsten Zusammenhänge. So wird es nicht nötig sein, in diesem Überblick die große Fülle der Möglichkeiten im einzelnen zu schildern, sondern es wird genügen, sich auf die kurze Darstellung eines einfachen Verfahrens zu beschränken. Im übrigen muß auf die Arbeiten von Freund und Praetorius, Fürstenau, Schjerning mit Thöle und Voß, Sorge, Wachtel, Weski, sowie auf weitere im Schriftenverzeichnis angeführte Arbeiten verwiesen werden.

Alle diese Methoden schließen sich insofern an die oben besprochenen Übersichtsmethoden an, als auch bei ihnen die Stellung der Antikathode zur Platte und zum Körper verändert wird, worauf aus zwei verschiedenen Stellungen auf meist dieselbe Platte zwei Aufnahmen gemacht werden. Wurden aber bisher die Raumverhältnisse bloß mittels Schätzung der

Schattenlagen und Schattenverschiebungen beurteilt, so wird
jetzt für die genauere Bestimmung beides messend festgelegt.
Man kann dabei ganz ohne Durchleuchtung auskommen oder
sie nur zur ganz vorläufigen Lagefeststellung benutzen. Hat
man aber eine geeignete Durchleuchtungsvorrichtung zur Verfügung, so kann man ferner die Durchleuchtung benutzen, um
der ungefähren Feststellung sogleich die ganze oder einen Teil
der genauen Ortsbestimmung anzuschließen.

Für das letztere Verfahren ist in erster Linie eine sehr
gut zentrierte Röntgenröhre notwendig. Darunter ist eine Röhre
zu verstehen, die in solcher Lage zur Schiebeblende angebracht
ist, daß der Brennfleck der Antikathode von einer Senkrechten
getroffen wird, die man sich auf der Mitte der Blendenfläche
errichtet denkt (Normalstrahl). Diese Zentrierung läßt sich
sehr genau ausführen, wenn man die Röhre in einem Halter
faßt, in dem sie sich um kleinste Beträge beliebig verschieben
läßt, und wenn man auf der Blendenmitte, senkrecht zur
Blendenfläche, ein Messingrohr aufsetzt, in dem sich genau
zentrisch in der Rohrachse zwei Schrotkügelchen befinden, eines
nahe der Blendenebene, das andere etwa 15 cm entfernt nahe
dem Rohrende, das gegen den Röntgenschirm gehalten wird.
Stellt man nun die Röntgenröhre so ein, daß der scharfe
Schatten des schirmnahen Schrotkügelchens in die Mitte des
unscharfen Schattens des schirmfernen Kügelchens fällt, so ist
die Zentrierung des Rohres erreicht. Ferner ist noch dafür
zu sorgen, daß die Achse des Messingrohres senkrecht zu der
Fläche steht, welcher der zu untersuchende Körper angelagert wird,
also im Falle der sehr empfehlenswerten Untertisch-Röhrenanordnung[1]) die Tischfläche. Jetzt hat man die Möglichkeit,
die Höhen- und Breitenlage etwa eines Geschosses nur mittels
Durchleuchtung genau zu bestimmen. Nehmen wir an, das
Geschoß befinde sich in der Bauchhöhle und der Verwundete
sei genau symmetrisch auf die Tischplatte der Durchleuchtungsvorrichtung gelegt. Unter Anwendung einer guten Dunkel-
adaptation der Augen, die vor der Beobachtung des Schirm-

---

[1]) Kaestle hat z. B. eine Untertischvorrichtung (mit einer etwas
kostspieligeren Zentrierungsmethode) angegeben. Siehe ferner Grashey.
Man kann sich eine Untertisch-Röhrenanordnung mit einem Mechaniker
selbst herstellen.

bildes durch Anwendung einer passenden roten Brille herbeigeführt werden kann (W. Trendelenburg), sowie einer harten Röhre und geeigneter Blendentechnik ist das Geschoß meist schnell gefunden, auch dann, wenn es vor oder hinter dicken Knochen oder im Bauchraum liegt. Nun stellt man bei sehr enger Blende die Röhre so ein, daß die Mitte des Geschoßschattens mit der Mitte des Blendenschattens sowie mit dem Schatten einer kleinen Bleimarke (oder eines passenden Zeichenstiftes) zusammenfällt, die man auf der Hautoberfläche bis zur erforderlichen Lage verschiebt. **Somit ist derjenige Hautpunkt gefunden, der senkrecht über der Geschoßmitte liegt,** und es sind von den drei Raumkoordinaten des Geschoßmittelpunktes zwei bestimmt, nämlich der Längen- und Breitenabstand.

Zur Ermittlung der Tiefenlage, also der dritten Raumkoordinate, kann man ebenfalls nur mit der Durchleuchtung auskommen oder zur Erzielung größerer Genauigkeit eine Plattenaufnahme zu Hilfe nehmen, bei der in der schon angedeuteten Weise von zwei verschiedenen Röhrenstellungen aus auf die gleiche Platte zwei Aufnahmen des inzwischen völlig ruhig liegenden Körpers gemacht werden. Weil bei diesen Doppelaufnahmen die Antikathode verschoben wird und die Schatten auf der Platte eine Verschiebung erfahren, können wir, um einen kurzen Ausdruck zu besitzen, von „Verschiebungsaufnahmen" sprechen.

Kennt man den Abstand D der Antikathode von der Platte, sowie den Betrag b der parallel zur Platte erfolgenden Verschiebung der Röhre, so läßt sich aus der leicht mit dem Zirkel an der Platte meßbaren Größe der Schattenverschiebung s der Tiefenabstand a berechnen. Abb. 2 gibt die bekannten geometrischen Verhältnisse in ihrer einfachsten Form wieder. Darin

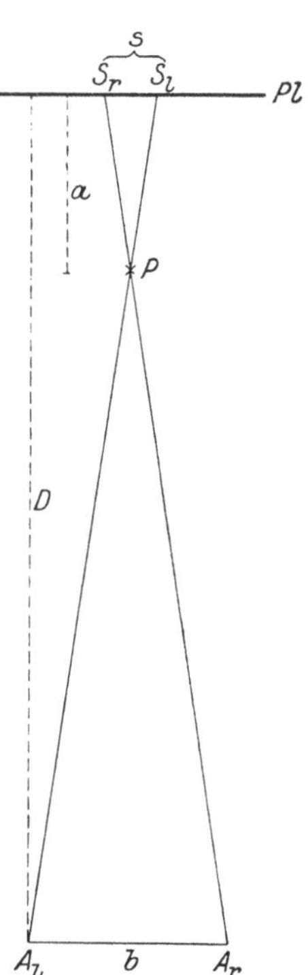

Abb. 2. Messung eines Tiefenabstandes a mittels Doppelaufnahme auf die gleiche Platte.

bezeichnen A_l, A_r die beiden nacheinander eingenommenen Stellungen der Antikathode, b ihren gegenseitigen Abstand Pl die Ebene der Platte, auf der vom Objektpunkt P (z. B. der Geschoßmitte) die beiden Schatten S_r und S_l in einem gegenseitigen Abstand s entworfen werden. Bezeichnet man noch mit D den Abstand der Platte von der Antikathode, so ist der Abstand des Geschosses von der Platte $a = \dfrac{D \cdot s}{b + s}$. Wir werden dem hier mit s bezeichneten Wert bei den stereoskopischen Methoden wieder begegnen und ihn dort als parallaktische Differenz kennen lernen. Das gleiche Verfahren kann auch nur mit Durchleuchtung vorgenommen werden, wobei die Schattenlage auf dem Schirm festgestellt wird (Grashey, Wagener u. a.). Dem Plattenverfahren kommt die größere Genauigkeit zu [1]).

Ein einfaches, nur mit Durchleuchtung arbeitendes Verfahren wurde von Levy-Dorn angegeben (vgl. auch Weischer). Man ermittelt vier Hautpunkte, von denen je zwei sich bei bestimmter Körperhaltung mit dem Geschoßschatten decken. Auf einem um den Körperteil gelegten Bleistreif werden die vier Punkte angegeben, mittels des abgenommenen Streifens eine Umrißzeichnung auf Papier nachgefahren und in dieser die Geschoßlage als Schnittpunkt zweier Geraden eingetragen.

Hier sei auch noch das neuere Verfahren von Holzknecht und Sommer erwähnt, bei dem die Blendenränder der Durchleuchtungsvorrichtung zur Ortsbestimmung verwendet werden (vgl. auch die Mitteilung der Gesellschaft „Sanitas").

Sehr ansprechend ist auch das Müllersche Verfahren (Christen, Panconcelli-Calcia), bei dem Verschiebungsaufnahmen auf zwei in einem Abstand von etwa 8 cm parallel zueinander angeordneten Platten gemacht werden. Immerhin wird es bei Verwendung von zwei Platten meist mehr lohnen, gleich stereoskopische Aufnahmen zu machen.

Zur Erleichterung des Auffindens von Geschossen nach der Röntgendiagnose hat Weski seine Methode der Geschoßharpunierung ausgebildet (über Harpunierung unmittelbar im Röntgenlicht s. u.). Auf den Punkt, senkrecht unter dem das Geschoß liegt, wird eine Kanüle senkrecht mit Hilfe einer Libelle eingestochen, bis zu der Tiefe, in der das Geschoß nach Aussage des Befundes liegen muß. Eine harpunenartige Nadel wird nun nachgeschoben, die sich in der Geschoßnähe festhakt und bei der Operation als Leitung zum Geschoß benutzt werden kann (vgl. auch Nolting).

---

[1]) Das kürzlich von Köhler veröffentlichte vereinfachte Verfahren stimmt im wesentlichen mit dem von mir verwendeten überein.

Wie gesagt, sollen hiermit die geometrisch-rechnerischen Methoden nur angedeutet sein; es kam vor allem darauf an, zu zeigen, daß alle angewendeten Verfahren eng zusammenhängen, und daß es deshalb möglich ist, in einer im einzelnen verschiedenen Weise zum Ziele zu gelangen, ohne daß es nötig wäre, von ganz verschiedenen Methoden zu reden. Es handelt sich mehr um Abarten einer und derselben Grundmethode. Ihnen allen ist gemeinsam, daß sie zwar zu ausreichenden Raumbestimmungen führen, daß ihren Ergebnissen aber die Unmittelbarkeit der Raumanschauung fehlt, die wir durch unser beidäugiges Sehen zu erhalten gewohnt sind.

B. Stereoskopische Methoden der Raummessung.

I. Bedeutung der stereoskopischen Röntgenmethoden.

Schon in der ersten Zeit der praktischen Anwendung der Röntgenstrahlen hat man erkannt, daß sich mittels zweier Aufnahmen desselben Gegenstandes stereoskopische Wirkungen erzielen lassen (Mach, Czermak), und seither ist die stereoskopische Röntgenmethode nach der praktischen und theoretischen Seite ausgebaut worden. Dennoch hat sie noch nicht ganz die Beachtung gefunden, die ihr zweifellos zukommt, und es sind sogar Stimmen laut geworden, die ihr nur einen geringen Wert zusprechen wollen. Das stereoskopische Sehen, so heißt es, sei schwierig und nicht jedermann möglich, und über die Tiefendeutung des stereoskopischen Eindrucks könnten ganz entgegengesetzte Ansichten von zwei Beobachtern geäußert werden. Wir werden sehen, daß diese Gegengründe durchaus nicht gerechtfertigt sind. Ebensowenig, wie die Methoden der Auskultation und Perkussion deshalb unbrauchbar genannt werden dürfen, weil sie ein Schwerhöriger nicht ausüben kann, ebensowenig können wir die stereoskopische Methode deshalb zurückweisen, weil ein Schielender oder einseitig Schwachsichtiger nicht stereoskopisch sehen kann.

Die Behauptungen über die Schwierigkeiten des räumlichen Sehens im Stereoskop beruhen zum Teil darauf, daß man sich nicht eingehender mit dieser Methode beschäftigte. Jeder Normalsichtige mit beiderseits gleicher (gegebenenfalls durch Brille korrigierter) Sehkraft kann nach einer höchstens nach Minuten zählenden Einübung den vollen räumlichen Eindruck erhalten, wenn ihm die stereoskopische Methode bis dahin völlig fremd war; und von nun an wird er sofort beim ersten Hineinblicken in das Stereoskop keinerlei Schwierigkeiten mehr haben. Eine Erschwerung dürfte für diejenigen vorliegen, die durch jahrelanges einäugiges Mikroskopieren sich daran gewöhnt haben, den durch das andere Auge gelieferten Eindruck mehr oder weniger völlig zu unterdrücken; ebenso wirkt einäugiges Benutzen des Augen-, Ohren- und Kehlkopfspiegels schädlich. Solchen Personen ist aber sehr anzuraten, sich im stereoskopischen Sehen zu üben, etwa auch unter Zuziehung besonderer Tafeln (Pulfrich), damit sie wieder in den vollen Besitz des gewiß gerade für den Arzt unschätzbaren binokularen Sehaktes gelangen. Auch ist es sehr empfehlenswert, wie schon Jentzsch mit Recht hervorhebt, beim Mikroskopieren mehr wie es bis jetzt geschieht die binokularen Mikroskope heranzuziehen, auch dann, wenn bei starken Objektiven eine eigentlich plastische Wirkung vom binokularen Mikroskop nicht mehr vermittelt werden kann. Denn selbst in diesem Falle liegt noch der Vorteil vor, daß beide Augen in völlig gleicher Weise zur Auffassung des Bildes verwendet werden und mithin die schädliche Unterdrückung des einen Eindrucks unterbleibt. Den gleichen Nutzen würde man von der Verwendung binokularer Augen-, Ohren- und Kehlkopfspiegel haben.

Vollends ist es durchaus unzutreffend, daß bei stereoskopischen Röntgenbildern ein so weitgehender Zweifel über die gegenseitige Tiefenlage von Objektteilen herrschen könne, wie gelegentlich angegeben wurde. Es ist ein besonderer Vorteil der später näher zu schildernden Methode der unmittelbaren Raumbildmessung, daß wir mit einer Zirkelspitze die einzelnen Punkte abtasten können, so daß jeder Zweifel über die räumlichen Beziehungen sofort aufgeklärt wird, falls er, bei mangelnder Übung im stereoskopischen Sehen, über die

Grenze der normalen Tiefenunterscheidungsfähigkeit hinaus wirklich einmal bestehen sollte.

Somit müssen die Bedenken gegen die stereoskopische Methode fallen gelassen werden, und wir können zu der Frage übergehen, ob wir nicht für alle Fälle von Orts- und Raumbestimmungen, die von der Röntgenwissenschaft verlangt werden, an den nicht-stereoskopischen Methoden genügende Hilfsmittel haben.

Vor allem scheint es mir wichtig zu sein, Einseitigkeit zu vermeiden, wenn wir den richtigen Standpunkt gewinnen wollen. Gewiß ist, um nochmals auf den eben gewählten Vergleich zurückzukommen, die Auskultation und Perkussion des Herzens nicht dadurch völlig entwertet worden, daß wir die Herzgrenzen mit der Röntgenmethode bestimmen können, daß wir lernten, die Begleiterscheinungen von Klappenfehlern graphisch festzulegen. Je nachdem, ob der Fall schwierig oder einfach ist, ob ein Übersichtsbefund oder eine bis in die letzten feststellbaren Einzelheiten durchgeführte Untersuchung verlangt wird, können die älteren Methoden allein ausreichen oder es ist eine Ergänzung durch die neueren notwendig. So gibt es meiner Ansicht nach auch für die Ortsbestimmungen mittels Röntgenstrahlen keine allein ausreichende Methode, oder wenn als Ergänzung der stets an erster Stelle stehenden Durchleuchtung irgendeine weitere Methode als allein ausreichend bezeichnet werden könnte, so ist das die stereoskopische. In der Regel werden wir das Verfahren nach Sachlage des Einzelfalles aussuchen. Daß bei Geschoßbestimmungen schon die bloße Durchleuchtung, über die Holzknecht eine neuere wertvolle Zusammenstellung seiner Erfahrungen gemacht hat, außerordentlich viel leistet, besonders wenn wir mit einer genau zentrierten Röhre arbeiten und auch die unentbehrliche Untertischröhre zur Verfügung haben, ist nicht zu bestreiten. So ist es stets notwendig, sich zunächst mittels Durchleuchtung eine Übersicht zu verschaffen und gegebenenfalls gleich die senkrecht über dem Geschoß liegende Hautstelle zu bestimmen, oder andere nur mit Durchleuchtung arbeitende Verfahren anzuwenden. Ebenso unzweifelhaft sind die ohne Durchleuchtung arbeitenden geometrisch-rechnerischen Methoden, auf deren Mannigfaltigkeit schon hingewiesen wurde, und die neuerdings be-

sonders durch Freund und Praetorius sowie Weski eine
eingehende Bearbeitung fanden, sehr leistungsfähig. Nicht zutreffend aber scheint mir, diesen Methoden eine umfassende
Anwendbarkeit zuzusprechen, sie als keiner weiteren Ergänzung
bedürftig hinzustellen.

Zu solchen irrtümlichen Auffassungen kann man nur gelangen, wenn man eine allerdings sehr wesentliche, aber nicht
ausschließliche Aufgabe der messenden Raumbestimmung in
den Vordergrund stellt, nämlich die Ortsbestimmung von Geschossen im Körper, und wenn man dabei zu sehr an die
wohl häufigsten, aber nicht allein wichtigen Fälle denkt, in
denen die Geschosse in den Extremitäten und im Rumpf
liegen. Auch wird über das Schlagwort „Geschoßbestimmung"
nur zu leicht vergessen, daß in vielen Fällen die genaue Ortsbestimmung von oft feinen Knochensplittern eine nicht minder
wichtige und schwierige Aufgabe ist. Es ist schon mehrfach
mit Recht darauf hingewiesen worden, so von Drüner, von
Brauneck, daß feine Schatten, die im Einzelbilde nicht sicher
zu deuten sind, und die ganz gewiß auf Doppelaufnahmen auf
die gleiche Platte gar nicht zu erkennen wären, bei stereoskopischer Betrachtung der beiden Aufnahmen bestimmte Veränderungen zu erkennen geben, die mit keiner anderen Methode
sicher nachweisbar und in ihrem Umfang bestimmbar sind.
Brauneck sagt sehr richtig, daß man oft erst bei der stereoskopischen Betrachtung auf Dinge aufmerksam wird, die einem
bei der Betrachtung der Einzelaufnahme entgehen; er weist
auf die Möglichkeit hin, Abszesse der Lage und Größe nach
zu erkennen.

Vor allem ist ein Körperteil in letzter Zeit nur wenig bei den
Ausführungen über Ortsbestimmungen berücksichtigt worden, dessen genaue Untersuchung ganz besondere Bedeutung besitzt, der
Schädel. Er bietet bei Aufnahmen schon wegen seiner runden
(in grober Annäherung kugelförmigen) Gestalt und bei Durchleuchtungen wegen seiner geringen Durchlässigkeit für Röntgenstrahlen der genauen Bestimmung Schwierigkeit. Auch fehlen
am Schädel gröbere Knochenstrukturen, auf die wir die Fremd-
körperlage ohne weiteres beziehen könnten, und deren Doppel-
schatten auf den Verschiebungsaufnahmen genügend zu erkennen wäre. In vielen Fällen können gewiß auf der Außen-

fläche des Schädels kleine Bleimarken als Ersatz angewendet werden, die uns aber bei den Verschiebungsaufnahmen sehr wenig nützen, wenn beispielsweise die Lage eines kleinen Metallteils zur Sella turcica (Hypophyse, Sehnervenkreuzung) angegeben werden soll, oder zu ermitteln ist, ob ein Metallteil gerade eben noch im Knochen oder schon innerhalb des Schädelraumes liegt. Gerade die letztere Aufgabe ist sehr schwierig und ihre sichere Lösung gewiß von größter Bedeutung. Denn je nach der Beantwortung dieser Frage können wir Vermutungen darüber aufstellen, ob voraussichtlich die Dura verletzt wurde oder nicht, von deren Verhalten ja so viel für den Verwundeten abhängt. Noch viel weniger aber kann man mit den geometrischen Verschiebungsaufnahmen, und auch nicht mit Durchleuchtung, feststellen, ob und wie viele Knochensplitter aus der Fläche der Schädeldecke in das Innere der Gehirnmasse gesprengt wurden, in der sie als Fremdkörper oder zudem als Träger von Infektionskeimen unheilvolle Folgen haben können. Auch mittels der viel angewendeten und oft zweckmäßigen, wenn auch nicht allein ausreichenden Aufnahmen in zwei zueinander senkrecht stehenden Richtungen können diese wichtigen Feststellungen mit einigermaßen ausreichender Genauigkeit nicht gemacht werden. Und doch ist gerade in diesen Fällen eine schnelle und doch äußerst genaue Orts- und Raumbestimmung unbedingt erforderlich. Wir dürfen den Verwundeten nicht der Möglichkeit aussetzen, daß bei dem operativen Eingriff in seiner Hirnsubstanz, in der jedes Teilchen seine besondere Struktur und seine besondere Aufgabe hat, nach Knochensplittern mehr wie dringend nötig herumgesucht werden muß. Ist doch das Gehirn nicht der Muskulatur gleichzustellen, in der gelegentlich schon einmal ohne jeden Schaden ein wenig gesucht werden kann, wenn auch in diesem Falle dem Herumtasten nicht das Wort geredet werden soll, besonders wegen der Gefahr der Verschleppung von Keimen.

Weitere lohnende Aufgaben für die messende Stereoskopie liegen im Gebiet der operativen orthopädischen Chirurgie vor, welche naturgemäß erst in einiger Zeit in zunehmendem Maße in der Nachbehandlung der Verwundeten in den Vordergrund rückt. Schon wegen des Zusammenhanges mit den wichtigen Entschädigungsfragen wird es oft zweckmäßig sein, sowohl vor wie nach dem operativen Eingriff nach Möglichkeit zahlenmäßige Belege für verschiedene Strecken und Winkel an den verkrümmten, defekten oder verkürzten Knochen zu gewinnen, die am sichersten und einfachsten — und das gilt vor allem auch für Winkelmessungen — mit unserer stereoskopischen Methode gewonnen werden können. Vielleicht darf besonders auf die verschiedenen, auch nicht-traumatischen, Veränderungen am Schenkelhals hingewiesen werden.

Eine wesentlich kriegschirurgische Aufgabe ist wiederum die, den Verlauf eines Fistelganges, den man durch eine Injektionsmasse im Schattenbild sichtbar macht, genau zu bestimmen. Auch in diesen Fällen ist oft die Durchleuchtung und wohl stets die Verschiebungsaufnahme völlig unzureichend.

Auch im Gebiet der inneren Medizin finden sich manche Anwendungsgebiete, in denen die Stereoskopie den sonstigen Meßmethoden überlegen ist. Die Arbeiten von Beck, Brauneck, Caldwell, Case, Dunham, Groedel, Köhler können hier als Ausgangspunkt genommen werden.

In der Geburtshilfe kann die Beckenmessung eine lohnende Aufgabe der Stereoskopie werden, die schon jetzt von Einigen bei geometrischen Beckenmeßmethoden zu Hilfe gezogen wird (Manges, Haenisch, Runge und Grünhagen). Vielleicht lassen sich mit ihr auch Maße über den Kindskopf erzielen, nachdem die Röntgenaufnahmen von Schwangeren so sehr vervollkommnet wurden (Edling, Heynemann, Kayser, Kreiß u. a.) Die von Martius betonten Schwierigkeiten, am Schattenbild des Beckens und des kindlichen Kopfes die auf beiden Platten einander zugehörigen Bildpunkte zu finden, würden bei der stereoskopischen Methode auf ein nicht zu unterbietendes Mindestmaß beschränkt werden.

Doch möchte ich mich auf alle diese Hinweise über die Brauchbarkeit der stereoskopischen Methoden beschränken, um nicht in Gefahr zu geraten, mich zu weit von dem eigentlichen Feld meiner Arbeit und Zuständigkeit zu entfernen.

Jedenfalls dürfte zur Genüge gezeigt sein, wie notwendig eine Ergänzung der Durchleuchtungen, der gewöhnlichen Plattenaufnahmen und der geometrischen Verschiebungsaufnahmen ist. Die stereoskopische Methode tritt in diese Lücke als eine geradezu allgemein anwendbare Methode von außerordentlich großer und entwicklungsfähiger Leistung ein. Schon Schjerning und seine Mitarbeiter heben die Vorzüge der stereoskopischen Methoden hervor und Drüner sagte noch kürzlich von ihr: „Es gibt keine andere Methode, die auch nur annähernd gleiches zu leisten vermag, sei es die Durchleuchtung oder die Aufnahme in zwei oder mehreren Richtungen oder sonst ein anderes Verfahren. ... Die Röntgenstereoskopie ist gleichzeitig die beste Methode auch für die Lagebestimmung eines Fremdkörpers." Über die Stereoskopie im Röntgenverfahren liegt schon eine große Reihe von Arbeiten vor, unter denen in erster Linie die ausgezeichneten Untersuchungen von Drüner zu erwähnen sind. Wenn trotzdem die Stereoskopie in der Röntgenwissenschaft noch keine allseitige Anerkennung gefunden hat, so mag das daran liegen, daß die theoretischen Grundlagen der Stereoskopie auf Gebiete führen, die dem übrigen Arbeitsgebiet des Röntgenfachmannes etwas ferne liegen oder zu liegen scheinen. Ich hoffe zeigen zu können, daß die stereoskopischen Meßmethoden sich in einer Form anwenden lassen, in der sie, unbeschadet ihrer Genauigkeit, dem Verständnis keine Schwierigkeiten bieten, da sie gewissermaßen jeder theoretischen Vorstellung entrückt und wieder zur reinen Anschauung zurückgeführt wurden.

Es ist hier der Ort, noch kurz auf andere Methoden hinzuweisen, die ebenfalls in vielen Fällen eine notwendige Ergänzung zu den gewöhnlichen Durchleuchtungen, zu Einzel- oder Doppelaufnahmen auf die Platte bilden. In Betracht kommt zunächst die Methode des Operierens nach einer oder mehreren in den Körperteil eingestochenen Punktionsnadeln. Diese von Holzknecht mit Widerhaken versehenen Nadeln werden entweder gleich unter dem Durchleuchtungsschirm auf den Fremdkörper eingestochen (Perthes, Holzknecht, Hammesfahr), oder nach einer mit geometrischen Methoden gewonnenen Ortsbestimmung (Weski). Ebenfalls mittelbar geht Hartert vor, indem er nach einem vorläufigen Platten- und Durchleuchtungsbefund eine Anzahl von Nadeln einsticht, nun eine stereoskopische Aufnahme macht und an dieser die Ortsbeziehung des Geschosses zu den Nadeln in anschaulicher Weise bestimmt. Bei der Benutzung von „Stellsonden"

(Schwarz, Meisel, Neumann) wird wiederum nach dem Durchleuchtungsbefund eine Führungsnadel in die Richtung zum Geschoß, jedoch außerhalb des Körpers, eingestellt. Schließlich ist hier die Methode des unmittelbar unter dem Schirm erfolgenden Operierens (Perthes, Holzknecht, Grashey) zu erwähnen. Es liegt jedoch nicht im Rahmen der vorliegenden Schrift, diese Methoden, denen eine wachsende Bedeutung zukommt, näher zu besprechen. Ebenso können die mit elektrischen Kontakten arbeitenden Sondenmethoden nur erwähnt werden (Loewenthal und Nienhold, Holzknecht und Wachtel, Cohen).

II. Grundlagen der stereoskopischen Meßverfahren.

Es wurde eben betont, daß die hier in erster Linie für Röntgenuntersuchungen als geeignet zu empfehlende Methode nicht eine ständige Bereitschaft des Verständnisses ihrer theoretischen Grundlagen bei der Benutzung erfordert, sondern daß sie sich gerade wegen der einfachen Anschaulichkeit so sehr empfiehlt. Dennoch würde es nicht empfehlenswert sein, auf ein theoretisches Verständnis von vornherein völlig verzichten zu wollen, und so sei es gestattet, hier die Grundlagen der messenden Stereoskopie von einem etwas allgemeineren Standpunkt aus zu behandeln und nicht nur das zu berücksichtigen, was unmittelbar im Röntgenverfahren Anwendung findet.

Stereoskopische Parallaxe als Grundlage der Tiefenmessung.

Durch die grundlegende Entdeckung von Wheatstone ist bekannt, daß bei beidäugiger Betrachtung eines Gegenstandes die Tiefenwahrnehmung auf der perspektivischen Verschiedenheit beruht, mit der die Gegenstände auf den Netzhäuten beider Augen abgebildet werden (Verschiedenheit der „Netzhautbilder"); ferner zeigte er, daß man eine ganz entsprechende Tiefenwahrnehmung auch dann erzielen kann, wenn man durch Anblicken von Zeichnungen, die eine entsprechende Projektion der Gegenstände auf eine Fläche darstellen, die gleichen Eindrücke auf den Netzhäuten hervorruft, die im ersten Fall durch Anblicken der Gegenstände selber hervorgerufen wurden.

Die Betrachtung einer Flächenprojektion, eines „Abbildes", der Gegenstände anstatt der Gegenstände selber kann also als der springende Punkt der Stereoskopie, des Raumsehens mittels Bildern, bezeichnet werden. In welcher Weise eine zu diesen Zwecken geeignete richtige Flächenprojektion gewonnen wird, ist dabei zunächst verhältnismäßig nebensächlich. In der ersten Zeit der Stereoskopie, über deren Geschichte das Buch v. Rohr's reiche Belehrung bringt, war man auf Zeichnungen angewiesen, die zum Teil mit Hilfe geometrischer Methoden gewonnen wurden. Einen großen Aufschwung bedeutete dann für die Stereoskopie die Erfindnng des photographischen Verfahrens, nach dem man nicht nur wie bisher Modelle von Kristallformen und ähnlichen regelmäßig begrenzten Körpern aus den Zeichnungen körperlich vor sich erstehen lassen konnte, durch das vielmehr der ganze Bereich der Wirklichkeit in ungeahnter Weise der Stereoskopie erschlossen wurde. Eine ähnliche Bereicherung erhielt das Verfahren in der neueren Zeit wieder durch die Anwendung von Flächenprojektionen, die mittels der Röntgenstrahlen auf den Platten sich gewinnen ließen.

Es genügt zunächst, auf diese großen Zusammenhänge hingewiesen zu haben, und es sei nun an der Hand einer einfachen Abbildung (Abb. 3) die Herstellung einer Flächenprojektion und die Grundlage des Meßverfahrens erläutert. Wir stellen uns vor, daß wir mit beiden Augen bei ruhig gehaltenem Kopf einen nicht zu fernen Gegenstandspunkt P anblicken und daß wir zwischen diesen und unsere Augen eine frontal gehaltene Zeichenfläche Pl einschalten, als welche wir eine durchsichtige Glasplatte wählen, die in einen Halter eingeklemmt ist. Wenn wir nun mit dem rechten Auge A_r nach dem Punkt P blicken, können wir auf der Zeichenebene Pl einen Punkt B_r ermitteln, der genau in der Blickrichtung zum Punkte P liegt, und beim Blick mit dem linken Auge A_l einen Punkt B_l, der in der entsprechenden Beziehung zum linken Auge und zum Punkte P liegt. Die Punkte B_r und B_l können wir als Bilder des Punktes P auf der Zeichenebene Pl und gültig für die beiden Augen bezeichnen. Führen wir jetzt denselben Versuch für einen ebenfalls in der verlängerten Sagittalebene des Kopfes liegend gedachten unendlich fernen Punkt aus, so bekommen wir als seine Bilder in der Zeichenebene die Punkte F_r und F_l, die wir als Fußpunkte oder Fernpunkte bezeichnen.

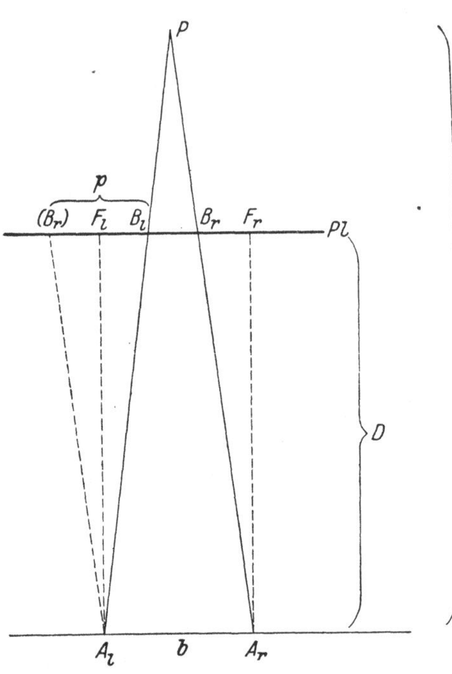

Abb. 3. Entfernungsmessung eines Punktes P mittels einer vor dem Punkt gelegenen Projektionsfläche.

Haben wir uns mit Hilfe abwechselnden einäugigen Visierens die Punkte B_r, B_l, F_r und F_l möglichst genau und fein auf der Glasplatte aufgezeichnet, so können wir sogleich dem Wesen nach die Aufgabe der Entfernungsmessung des Punktes P lösen, wie Helmholtz zeigte. Wir bezeichnen zu dem Zwecke mit b (Basis oder Standlinie) den gegenseitigen Abstand beider Augendrehpunkte A_r und A_l voneinander, mit D den Abstand der Zeichenfläche von der Standlinie b, mit Z die zu messende Entfernung des Punktes P von der Standlinie. Ferner denken wir uns nach Helmholtz die zum einen Auge, etwa dem rechten, gehörigen Teile der Zeichnung auf der Standlinie um den Betrag des Augenabstandes verschoben, so daß die Linie $A_r B_r$ nach $A_l (B_r)$ fällt. Nun ergibt die leicht ersichtliche Ähnlichkeit von Dreiecken die Beziehung $\dfrac{Z}{b} = \dfrac{D}{p}$, oder $Z = \dfrac{b \cdot D}{p}$.

Aus der Zeichnung ist zu entnehmen, daß $p = B_l (B_r)$ ist, also gleich der Differenz der Werte $B_l F_l$ und $B_r F_r$ (wobei $B_r F_r$ als links vom Nullpunkt liegend negativ zu nehmen ist). Dieser wichtige Wert p wurde von Helmholtz als die stereoskopische Parallaxe bezeichnet, die sich also als Differenz der

Abstände der Bildpunkte von den zugehörigen Fußpunkten definieren läßt (also als Differenz der x-Werte). Um in der oben gegebenen zweiten Gleichung Z zu finden, brauchen wir nur den seitlichen Abstand unserer Augendrehpunkte (welcher der Pupillardistanz für parallel gerichtete Blicklinien gleich ist) und den Abstand D zu messen, sowie auf der Glasplatte Pl mit dem Zirkel die Strecke p zu entnehmen, um Z zu erhalten. Hiermit ist die Grundlage der Methode der Entfernungsmessung gewonnen, die sich ebenso auf andere, etwa seitlich von der verlängerten Sagittalebene des Kopfes liegende, Punkte anwenden läßt.

Ganz die gleichen Verhältnisse liegen im wesentlichen vor, wenn die Zeichenebene Pl nicht v o r, sondern, wie die nebenstehende Abb. 4 zeigt, h i n t e r dem Punkt P liegt. Die Bezeichnungen wurden ganz der vorigen Abbildung entsprechend gewählt und es wird ohne weitere Besprechung klar sein, daß sich aus der Ähnlichkeit der Dreiecke $P A_l A_r$ und $A_l B_l (B_r)$ wieder die gleiche Beziehung für Z ableiten läßt, wie vorher. Auf diesen für uns wichtigen Fall der veränderten Anordnung der Projektionsfläche zur Basis und zu dem Objektpunkte werden wir später zurückkommen. Er liegt bei Röntgenaufnahmen vor.

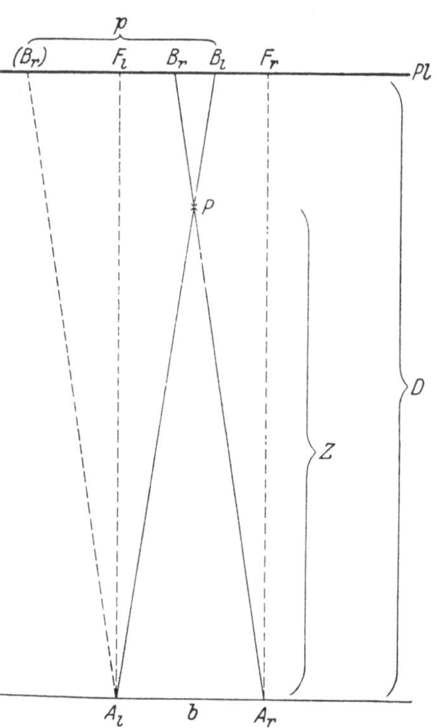

Abb. 4. Entfernungsmessung des Punktes P mittels einer h i n t e r dem Punkt gelegenen Projektionsfläche.

Messung an photographischen Aufnahmen.

Es ist schon aus dem Vorhergehenden klar, daß die Genauigkeit der Entfernungsmessung davon abhängt, wie genau die Werte b, D und p ermittelt werden können. Auf die Methoden zur Feststellung des seitlichen Abstandes der Augen und der Lage des Drehpunktes im Auge gehen wir später ein und besprechen hier nur die genauere Bestimmung des Wertes p. Den hauptsächlichsten Fortschritt bildet der Übergang von der Zeichnung des Bildes in der Projektionsebene Pl zu seiner rein mechanisch-photographischen Festlegung. Es treten dabei zunächst an Stelle unserer Augendrehpunkte die Eintrittspupillen zweier photographischer Objektive und an Stelle unserer bisherigen Zeichenebene Pl die Platten der photographischen Apparate. Die nun vorliegenden Verhältnisse werden in Abb. 5, nach Brückner, schematisch dargestellt. Es bedeuten O_r und O_l zunächst die beiden Aufnahmeobjektive, deren Abstand voneinander unserem Augenabstand gleich sei; im unteren gestrichelten Teil der Zeichnung bedeuten $Pl_r{}'$ und $Pl_l{}'$ die Negativplatten, auf denen die Abbilder der Gegenstände entworfen werden. Die Gegenstände seien sehr ferne, so daß der Bildabstand f gleich der Brennweite wird. Dem Punkt P, der aus Platzrücksichten zu nahe heran gezeichnet wurde, entsprechen dann die beiden Bildpunkte B_r und B_l in den Negativplatten Pl'. Um den Fall auf den vorherbesprochenen der einfachen Projektionszeichnung zurückzuführen, brauchen wir bloß an die Stellen O_r und O_l unsere Augendrehpunkte zu verlegen und die in die Entfernung f gebrachten Diapositivabzüge Pl_r und Pl_l der Negativplatten anzusehen. Blicken wir jetzt mit beiden Augen durch die Diapositive hindurch nach dem Landschaftspunkte P, so wird die Projektionsebene $Pl_r Pl_l$, die der Zeichnungsebene des vorigen Falles entspricht, von der rechten Blicklinie im Bildpunkt B_r, von der linken entsprechend in B_l getroffen. Wir erreichen also mittels der photographischen Aufnahme ein viel getreueres und an Einzelheiten reicheres Abbild der Gegenstände, wie es mit dem nur zur Veranschaulichnng an erster Stelle besprochenen Zeichnungsverfahren je möglich sein würde, können aber im übrigen wieder ganz die gleichen geometrischen Beziehungen der Entfernungsberechnung zugrunde legen. Der erst mit D bezeichnete Wert ist jetzt der Brennweite f gleich, falls sehr ferne Gegenstände aufgenommen wurden, und läßt sich anderenfalls genau messen. Zur Messung der Parallaxe p brauchen wir uns nur wieder den einen Punkt O auf den

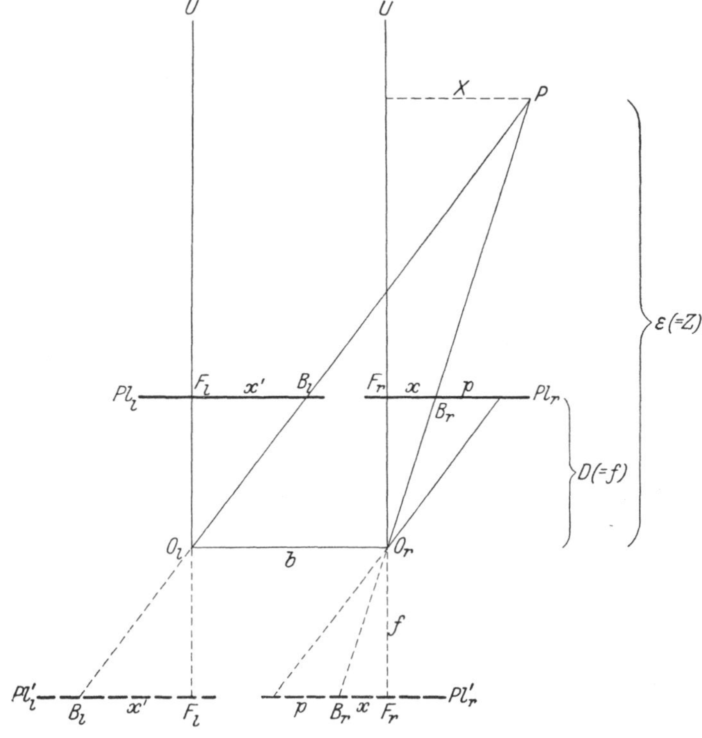

Abb. 5. Ermittlung der Raumkoordinaten eines Punktes P
mittels photographischer Projektion.

anderen geschoben zu denken; mit anderen Worten, wir legen die beiden Platten so aufeinander, daß ihre Fußpunkte (die Abbilder unendlich ferner in der Richtung der optischen Achse gelegener Punkte U) aufeinanderfallen. In der Zeichnung ist die linke Platte nach rechts geschoben gedacht, so daß alle weiteren Abstandsberechnungen sich auf das rechte Auge als Ausgangspunkt beziehen. Da der Punkt P in diesem Falle als seitlich gelegen angenommen wurde, sind die beiden x-Werte positiv zu nehmen, so daß ihre Differenz p auch im Streckenmaß eine Differenz darstellt.

Erweiterung der Raummessung.

Aus der gleichen Zeichnung läßt sich ferner das Wesentliche über die weiteren Verfahren der Raummessung entnehmen. Der aus der Parallaxe ermittelte Tiefenabstand Z stellt nur eine von den drei Raumkoordinaten des Punktes P dar, nämlich den Abstand von der in der Basis b senkrecht zu den optischen Achsen errichteten Ebene. Dieser Abstand Z sei im folgenden, als nunmehr bekannt, mit E bezeichnet. Betrachten wir die rechtwinkligen Dreiecke, deren Hypothenusen durch $O_r P$ und $O_r B$. dargestellt sind, so finden wir die Beziehung $\dfrac{X}{E} = \dfrac{x}{f}$, oder $X = \dfrac{E \cdot x}{f}$. Der Wert X stellt aber die zweite Raumkoordinate des Punktes P dar, nämlich den Seitenabstand von einer in der optischen Achse senkrecht zur Basis b errichteten Ebene. X ist mithin berechenbar, wenn x gemessen wird; diese Messung denken wir uns zunächst einfach mit dem Zirkel auf der Platte ausgeführt.

In einer ganz entsprechenden, aber in der Zeichnung nicht weiter dargestellten Weise kann dann auch die dritte Raumkoordinate Y des Punktes P ermittelt werden, d. h. der Höhenabstand von einer durch beide optische Achsen gelegten Ebene; es braucht dafür nur der Höhenabstand y des entsprechenden Bildpunktes von der Verbindungslinie der Plattenfußpunkte auf der Platte abgemessen zu werden, worauf nach der Proportion $Y = \dfrac{E \cdot y}{f}$ der Wert Y auszurechnen ist.

Somit ist der Punkt P eindeutig seiner Lage nach auf ein in dem einen Objektiv oder Augendrehpunkt errichtetes Koordinatensystem bezogen und die Raummessung ist im Prinzip gelöst.

Die stereoskopische Messung.

Die Genauigkeit der Messung würde bei der wirklichen Durchführung des besprochenen Verfahrens, das zunächst nur als eine schematische Anordnung anzusehen ist, nur eine sehr geringe sein, und sie zu erhöhen, war weiter die wichtigste Aufgabe. Hier erst setzen die eigentlichen stereoskopischen Hilfsmittel der Meßverfahren an, die dem ganzen Raummeßverfahren eine ungeahnte Anwendungsmöglichkeit erschlossen haben, indem sie die Sicherheit und Schnelligkeit der Messung außerordentlich erhöhten.

Das erste Hilfsmittel wird als die Methode der wandernden Marke bezeichnet. Sie wurde von Stolze erfunden, nachdem sich schon Rollet (in seiner mit Becker veröffentlichten Untersuchung) auf dem richtigen Wege befunden hatte. Später wurde sie in den Zeiß-Werken in Jena durch Pulfrich zu hoher Vollendung ausgearbeitet. Ihre Grundlage läßt sich an der Hand der vorigen Abbildung (Abb. 5) verstehen. In O_r und O_l befinden sich die beiden Augen, in Pl_r und Pl_l die beiden Landschaftsdiapositive; blicken die Augen auf die zugehörigen Bildpunkte B_r und B_l, so wird dadurch der stereoskopische Eindruck des Raumpunktes P hervorgerufen. Verschieben wir nun auf jeder der Platten Pl eine punktförmige Marke, etwa je eine feine Metallspitze, so wird durch die stereoskopische Vereinigung dieser beiden Meßmarken der Eindruck einer hinter den Platten schwebenden Raummarke hervorgerufen, und sobald die beiden tatsächlich auf den Platten verschobenen Meßmarken auf die Bildpunkte B_r und B_l fallen, scheint die Raummarke denselben Ort einzunehmen, wie der Punkt P. Die geringste seitliche Abweichung der Meßmarken von den Bildpunkten genügt, um die Raummarke etwas vor oder hinter dem Punkte P erscheinen zu lassen, und man hat an dem stereoskopischen Eindruck des örtlichen Zusammenfallens das sicherste Merkmal dafür, daß die Meßmarken genau auf den Bildpunkten liegen. Werden jetzt die beiden Meßmarken an einer Schlittenvorrichtung angebracht, an der man ihre gegenseitige Stellung zueinander und ihre Verschiebung zu den Fußpunkten der Platten ablesen kann, so sind mit diesen Ablesungen sogleich die Werte x, y und p gegeben, und zwar mit einer auf keine andere Weise erreichbaren Genauigkeit.

Neben der Methode der wandernden Marke hat die ihr nahe verwandte der schwebenden Marken große Bedeutung erlangt, allerdings mehr in den Fällen, in denen es vorwiegend auf die Ermittelung des Tiefenabstandes (der Entfernung), weniger auf Bestimmungen in allen drei Richtungen des Raumes ankommt. Zurückgehend auf Abb. 5 können wir annehmen, daß die Bildpunkte B_r und B_l einem Gegenstandpunkt entsprechen, der beispielsweise 10 Meter entfernt von der Standlinie lag. Schreiben wir nun auf diese Stellen B_r und B_l der beiden Platten je eine kleine Zahl 1, so wird bei der stereoskopischen Betrachtung der Eindruck hervorgerufen, daß die Zahl über dem entsprechenden Ort der Landschaft schwebt. Werden nun andere Zahlen auf die richtigen Stellen der Platten aufgezeichnet, so schweben auch diese über den Landschaftspunkten, die die entsprechende Entfernung besitzen, z. B. die Zahl 2 über den 20 Meter entfernten Gegenständen.

Diese Methode kann im Prinzip auf Rollet (in seiner mit Becker veröffentlichten Arbeit) zurückgeführt werden. Wurden zwei frontal aufgestellte, zueinander etwas geneigte Fäden binokular vereinigt, und zwar ohne Hilfe eines Stereoskopes, so sah der Beobachter eine in die Landschaft, die unmittelbar betrachtet wurde, hineinlaufende Linie. Wurden auf den Fäden Querstriche angebracht, so erhielt man den Eindruck einer zum Himmel schräg ansteigenden Leiter. Merkwürdigerweise hielt Rollet die Idee, auf diese Versuche die Konstruktion eines Distanzmessers zu gründen, für wenig fruchtbar. Allerdings erforderte diese Anwendung wohl die Erweiterung des Augenabstandes, die von Rollet nicht verwendet wurde. Weitere hierher gehörige Versuche wurden von Mach angestellt. Er entwarf sich mittelst eines Spiegelstereoskopes in den Raum hinaus, den er durch die unbelegten Spiegelplatten sehen konnte, das stereoskopische Raumbild eines Meßkörpers, an dem er die Maße der Raumgegenstände ablesen konnte. In mancher Beziehung steht dieses Verfahren schon der Methode der unmittelbaren Raummessung nahe, die später erörtert wird. Dasselbe gilt von Heines Versuchen, die ebenfalls schon an dieser Stelle berücksichtigt seien. Heine verfuhr zur Ausmessung der stereoskopischen Photographien eines aus drei Stäben markierten Prismas so, daß er die 5:5 cm großen Diapositive (oder die Negativplatten selbst) durch stenopäische Lücken aus einer dem Objektivplattenabstand gleichen Entfernung betrachtete und hinter den möglichst flauen (also durchsichtigen) Platten an den Ort des dort schwebenden Raumbildes drei Stäbe brachte, die mit den Stablinien des Raumbildes zur Deckung kamen. Die stenopäische Lücke ersetzte die sonst zur Betrachtung der Platten auf so kurze Entfernung nötigen Linsen, die aber die gleichzeitige Betrachtung des ferneren Gegenstandes verhindert haben würden. Ähnlich wie Heine hatte schon Becker (in den mit Rollet veröffentlichten Versuchen) stereoskopische Kegelzeichnungen auf Glas angebracht und den Entfernungseindruck mit dem von reellen hinter der Fläche liegenden Gegenständen verglichen.

Besonders bedeutungsvoll ist die Methode der schwebenden Marken, wenn sie nicht an photographischen Aufnahmen der Landschaft, sondern an der mittelst Fernrohres betrachteten Landschaft selber angewendet wird. Auf diesem Prinzip beruht eine Art der verschiedenen Entfernungsmesser der Firma Zeiß, von Pulfrich konstruiert, die in der Idee schon in Versuchen von Mach vorausgeahnt wurde.

Bei diesen Apparaten tritt an Stelle des photographisch aufgenommenen Abbildes das von der Objektivlinse des Doppelfernrohres entworfene Bild, das in der sogenannten Bildfeldebene liegt. Auf diese sind die Okulare des Fernrohres eingestellt und in ihr befinden sich die Reihen der Meßmarken, die bei der beidäugigen Vereinigung als über und in der Landschaft schwebende Raummarken erscheinen. Richtet man also das Doppelfernrohr auf den Gegenstand, dessen Entfernung gemessen werden soll, so ist an der schwebenden Markenreihe sogleich der gewünschte Wert abzulesen. Die Beziehung dieser Anwendung des Meßverfahrens an dem durch das Objektiv entworfenen Landschaftsbild zur Messung von photographischen Aufnahmen ergibt sich leicht, wenn man sich vorstellt, daß bei ersterem Verfahren eben an Stelle des photographisch aufgenommenen Abbildes der Landschaft das von der Objektivlinse des Fernrohres entworfene Bild tritt. Im Entfernungsmesser findet also die Bildentwerfung und die messende Betrachtung gleichzeitig statt, während bei der Stereophotogrammetrie der Vorgang der Bildentstehung und der messenden Bildbetrachtung zeitlich getrennt sind (v. Rohr).

III. Apparate zur stereoskopischen Messung von gewöhnlichen photographischen Aufnahmen.

Da es bei der Vermessung photographischer Landschaftsbilder, wie schon erwähnt, weniger darauf ankommt, einige oder wenige Entfernungen zu kennen, sondern eine sehr ins einzelne gehende Flächenprojektion der gewissermaßen aus der Vogelschau betrachteten Landschaft zu gewinnen, so tritt die Methode der schwebenden Markenreihen gegen die der wandernden Marke ganz zurück.

Bei ihrer Durchführung erschien die letztere Methode der

wandernden Marke in der Gestalt der verschiedensten Apparate. Auch an Röntgenaufnahmen führt die Messung mit wandernder Marke wohl zu den genauesten Raumbestimmungen, die wir gegenwärtig erhalten können. Daß wir trotzdem für Röntgenzwecke noch ein anderes Verfahren zu bevorzugen berechtigt sind, ist weiter unten zu zeigen und ermöglicht hier eine größere Kürze der Darstellung.

Ein zur Erläuterung der Messung mit der wandernden Marke und zur genauen Ausmessung kleinerer stereoskopischer Bilder geeignetes Instrument wurde von Pulfrich angegeben und Stereomikrometer genannt. Es wird in Verbindung mit einem Linsenstereoskop, etwa dem Verantstereoskop von v. Rohr, benutzt. (Beide Apparate von den Zeißwerken in Jena hergestellt.) Der Meßapparat besteht aus einem Rahmen, an dem zwei in Spitzen auslaufende Metallstreifen gegeneinander und gegen den Rahmen (in Längs- und Querrichtung) verschieblich sind. Die Verschiebungen, die unmittelbar die Werte x, y und p ergeben, lassen sich an drei feingeteilten Skalen ablesen. Sind die Aufnahmebasis und die Brennweite der Aufnahmeobjektive bekannt, so können für jeden Raumpunkt die drei Koordinaten berechnet werden, wie oben auseinandergesetzt wurde.

Um in der Landschaftsvermessung noch eine größere Genauigkeit zu erzielen, war es nötig, photographische Aufnahmeapparate von größerer Brennweite und entsprechend vermehrter Platten- und Bildgröße zu wählen und die Standlinie der Aufnahme, also den Abstand $O_r O_l$, oft beträchtlich zu erhöhen, wodurch die Entfernung zunimmt, bis zu der noch Tiefenunterschiede in der Landschaft nachgewiesen werden können. Mit diesen Verbesserungen mußte eine Vergrößerung des Meßstereoskopes einhergehen. Bei der Größe der Platten war zur Betrachtung das einfache Linsenstereoskop nicht mehr anwendbar, sondern es mußte das Prinzip des Helmholtzschen Telestereoskopes angewendet werden, und auch das Verfahren der wandernden Marke wurde, wenn auch nicht im Wesen, so doch in der Ausführung verändert. Eine Objektivlinse des Stereoskopes entwirft nun jederseits ein Bild der Platte in die sogenannte Bildfeldebene, in der auf kleinen Glasplatten die Meßmarken angebracht sind; die Okulare sind zur Betrachtung dieser Bildfeldebenen eingestellt. Statt beweglich sind jetzt die Meßmarken feststehend angeordnet, und an ihrer Statt können die Platten bewegt und ihre Verschiebungen abgelesen werden. Diese Ablesungen ergeben sogleich wieder die Werte für x, y und p.

Das nach diesen Grundsätzen von Pulfrich gebaute Instrument, der Stereokomparator, hat der Stereoskopie ganz neue Forschungsgebiete eröffnet und schon allein in der Landschaftvermessung die geometrisch-rechnerischen Methoden ganz in den Hintergrund gedrängt. Auch konnten mit ihm Aufgaben in Angriff genommen werden, die bisher nicht lösbar waren, wie die Vermessung der Höhe von Meereswellen an Hand von photographischen Aufnahmen. Überall erweist sich der Vorteil der neuen Methode nicht nur darin, daß die Messungen viel schneller und genauer ausführbar sind wie bisher, sondern vor allem auch darin, daß Feinheiten in den photographischen Aufnahmen sichere Anhaltspunkte zur Messung bieten, die ohne das stereoskopische Hilfsmittel nicht einmal in ihrer Bedeutung erkannt werden, weit entfernt, daß sie einer Messung zur Grundlage dienen könnten. Wir müssen festhalten, daß gerade darin ein großer Vorzug aller stereoskopischen Meßmethoden liegt.

Auch auf dieser schon sehr hohen Stufe blieben aber die Methoden nicht stehen. Es gelang der vereinten Arbeit von v. Orel und Pulfrich, in den Zeißwerken einen Apparat entstehen zu lassen, bei dem die besprochenen Plattenverschiebungen am Stereokomparator mit Hilfe einer pantographenartigen Hebelvorrichtung dazu benutzt werden, um bei der stereoskopischen Betrachtung der Landschaftsbilder unmittelbar die zugehörige Landkarte in beliebigem Maßstab aufzuzeichnen. Diese Methode des Stereoautographen ist hauptsächlich für die Vermessung von Gebirgsgegenden von größtem Wert, sie ermöglicht wieder im Vergleich zum geometrischen Verfahren eine außerordentliche Ersparung von Zeit, eine wesentlich größere Genauigkeit und einen viel größeren Reichtum an Landschaftspunkten, die in die Karte eingezeichnet werden können, da diese Einzelheiten nur bei der stereoskopischen Betrachtung in den Aufnahmen erkannt werden können.

Weiter hat sich v. Orel (wie Brückner berichtet) mit der Idee beschäftigt, auch die dritte Raumerstreckung automatisch aufzuzeichnen, und den dazu geplanten Apparat, mit dem ein vollständiges plastisches Landschaftsmodell hergestellt werden soll, als Stereoautoplasten bezeichnet.

Aber nicht nur für Landschaftsaufnahmen sind die stereoskopischen Meßmethoden anwendbar, sondern auch für Aufnahmen beliebiger näherer Gegenstände. Insbesondere für die Vermessung von Personenaufnahmen hat Pulfrich einen Apparat gebaut, das Stereometer, auf das hier nur hingewiesen werden kann.

Die Verwendung der unmittelbaren Ausmessung des Raumbildes für gewöhnliche photographische Aufnahmen von Gegenständen oder Personen wird erst weiter unten kurz besprochen (S. 112).

IV. Röntgenstereoskopie.

Grundlagen.

Die bisher besprochenen Verfahren zur stereoskopischen Messung haben gemeinsam, daß sie an Bildern der Gegenstände angewendet werden, die durch photographische Objektive entworfen sind. Es könnte daher zunächst scheinen, daß die messende Röntgenstereoskopie auf ganz anderen Voraussetzungen beruhe, weil ja das Röntgenbild ein Schattenbild ist, das nicht durch Strahlenvereinigung zustande kommt. Es läßt sich aber leicht der nahe Zusammenhang beider Gebiete zeigen und einsehen, daß wir uns das Schattenbild im wesentlichen durch eine entsprechende gewöhnliche photographische Aufnahme ersetzt denken können. Es bedeute (in Abb. 6) A zunächst den Ort der Antikathode bei der Röntgenaufnahme, Pl den Ort der Platte, P, P', P'' und P''' einige Punkte eines in seinen Umrissen gezeichneten Objektes. Von diesen Objektpunkten werden dann auf der Platte die Bildpunkte (Schattenpunkte) B, B', B'' und B''' entworfen. Es sei jetzt an die Stelle A das photographische Objektiv (O) gebracht, dessen Brennweite gleich der Hälfte der Entfernung $A\,Pl$ sei. Die für die photographische Aufnahme bestimmte Platte befinde sich in (Pl), und es werden von den Objektpunkten nunmehr die Bildpunkte (B), (B'), (B'') und (B''') entworfen. Mithin wird das Objekt durch das Objektiv in „natürlicher Größe" auf der Ebene (Pl) („Mattscheibenebene") abgebildet und dabei die Ebene Pl als „Einstellungs-

ebene" (v. Rohr) benutzt. Es stimmt nun, wie man sogleich sieht, das durch das photographische Objektiv in (Pl) entworfene Bild mit dem durch die Antikathode in Pl entworfenen überein; wir nehmen dabei an, daß das Objekt nur aus solchen Punkten besteht, die sich nicht gegenseitig verdecken, sondern alle auch bei dem photographischen Verfahren zur Abbildung gelangen. Genau die gleiche Überlegung gilt für eine zweite, mit etwas anderem Standort des Objektives ausgeführte Aufnahme, und es ergibt sich weiter, daß wir bei der stereoskopischen Vereinigung und Messung der zugehörigen Bildpaare die gleichen Ergebnisse mit den Röntgenaufnahmen erzielen müssen, wie mit den gewöhnlichen Photographien.

Dieser hier kurz erläuterte Zusammenhang zwischen gewöhnlichen und mittels Röntgenstrahlen gewonnenen Bildern wurde schon frühzeitig erkannt und zu stereoskopischen

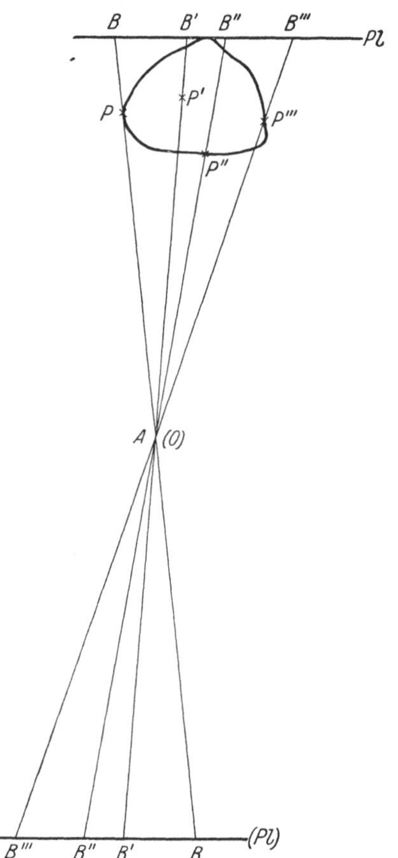

Abb. 6. Wesensübereinstimmung der Projektion eines Körpers mittels Röntgenstrahlen und mittels gewöhnlicher Photographie.

Zwecken verwendet. Doch wird vielfach die Stereoskopie im Röntgenverfahren in einer Weise benutzt, die keineswegs deren große Vorteile voll auszunutzen gestattet, und so ist es notwendig, den des näheren einzuschlagenden Weg etwas genauer zu untersuchen.

Richtigkeit des Raumbildes.

Wenn auch in letzter Linie der größte Wert auf die Messung in der Röntgenstereoskopie zu legen ist, so muß doch zunächst beachtet werden, daß man schon bei der Betrachtung der stereoskopischen Bilder unwillkürlich mit einer bloßen Schätzung auf Grund des vorhandenen Raumeindrucks beginnt; oder man hat sogar den Wunsch, sich in Fällen, in denen es auf große Genauigkeit nicht ankommt, mit der bloßen Schätzung zu begnügen. Deshalb sollte in der Röntgenstereoskopie vor allem dafür gesorgt werden, daß der durch das Stereoskop dem Auge gelieferte Raumeindruck den Raummassen des Objektes entspricht. Nur dann hat eine Raum- oder Entfernungsschätzung auf Grund des stereoskopischen Raumeindruckes wirklichen Wert.

Die Lösung dieser Frage der raumrichtigen Stereoskopie ist wiederum für alle stereoskopischen Methoden gemeinsam und wurde schon vor der Zeit des Röntgenverfahrens gegeben. Wir knüpfen am besten an die kurzen Bemerkungen an, die der Betrachtung einzelner Platten gewidmet waren (S. 2) und die hier an der Hand der vorigen Abbildung (Abb. 6) wieder aufgegriffen seien. Es befinde sich in A zunächst wieder die Antikathode, die von den Objektpunkten $P\,P'\,P''\,P'''$ die Bildpunkte $B\,B'\,B''\,B'''$ auf der Platte Pl entwirft. Jetzt denken wir uns an die Stelle A den Drehpunkt unseres eigenen Auges gebracht, das Objekt entfernt, die Platte Pl aber an genau der gleichen Stelle belassen. Es ist dann aus der Zeichnung klar, daß unsere Blicklinien bei Betrachtung der Bildpunkte genau die gleichen sind wie bei Betrachtung der Objektpunkte selber, und daß bei jeder Stellung der Blicklinie, die auf einen bestimmten Bildpunkt gerichtet wird, das „Netzhautbild", das durch die Plattenbildpunkte entsteht, dem durch die Gegenstandpunkte gelieferten entspricht. Es kann also an Stelle des Objektes selber die Platte mit den Bildpunkten B gesetzt werden, vorausgesetzt nur, daß wir unseren Augendrehpunkt, das Betrachtungszentrum, genau so zu der Platte einstellen, wie vorher das Projektionszentrum, die Antikathode, zu ihr stand[1].

---

[1] Vgl. hierzu die Bemerkungen über die Frage, ob der Drehpunkt oder der Schnittpunkt der Visierlinien als perspektivisches Zentrum zu wählen sind. Diese Frage ist an dieser Stelle ohne Belang.

Die gleiche Überlegung ist jetzt auf das beidäugige Sehen anzuwenden. Es bedeuten (Abb. 7) A_r und A_l zunächst die beiden Augen, welche die einzelnen Objektpunkte $P\,P'\,P''$ betrachten, wobei sich naturgemäß die Blicklinien, die in der Abbildung eingezeichnet sind, in diesen Objektpunkten schneiden. Jetzt denken wir uns diese Blicklinien bis zu der Ebene Pl verlängert und auf diese die Durchstoßungspunkte der Blicklinien verzeichnet. Es sind das für das rechte Auge die Punkte $B_r\,B_r'\,B_r''$ und für das linke Auge die Punkte $B_l\,B_l'\,B_l''$. Denken wir uns jetzt den Gegenstand bei unveränderter Stellung der Augendrehpunkte und der Platten weggenommen, so erhalten offenbar die Augen bei Betrachtung zweier zugehöriger Bildpunkte, etwa von B_r und B_l, genau dieselbe Stellung und die gleichen Netzhautbilder wie bei Betrachtung des Gegenstandpunktes P selber. Da nun der stereoskopische Raumeindruck in erster Linie durch die Stellung der Blicklinien und die Netzhautbilder bedingt wird, kann der Anblick des Gegenstandes selber ersetzt werden durch die Betrachtung zweier passender, in die Ebene Pl entworfener Projektionszeichnungen, die mit Hilfe des Röntgenverfahrens in richtiger Weise herzustellen sind.

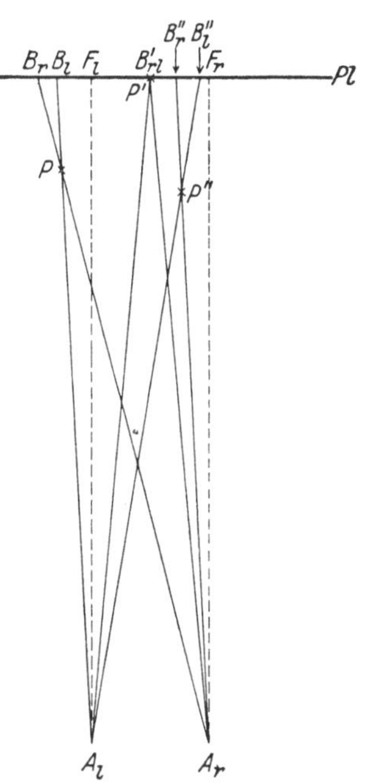

Abb. 7. Schema für raumrichtige (tautomorphe) Betrachtung stereoskopischer Flächenprojektionen.

Wir denken uns jetzt an die Stelle des linken Auges A_l die Antikathode gebracht und die Röntgenplatte in die Ebene Pl verlegt, während wieder der Gegenstand unverändert seine Lage beibehält. Offenbar erhalten wir so die für das linke Auge geforderte Projektion des Gegenstandes auf die Ebene Pl. Wird dann die Antikathode an den Ort A_r gebracht und auf eine zweite an die Stelle Pl verlegte Platte wieder eine Röntgenaufnahme gemacht, so gibt diese das Projektionsbild des Gegenstandes für das rechte Auge.

Es wurde oben schon gesagt, daß sich die Blicklinien beider Augen (Abb. 11) bei der Betrachtung der Bildpunkte der Platten *Pl* in d e n Raumpunkten schneiden, die bei der Aufnahme von den Gegenstandpunkten eingenommen wurden. Diese Schnittpunkte werden bei der stereoskopischen Betrachtung als Punkte des R a u m b i l d e s des Gegenstandes bezeichnet. Wir bezeichnen mithin als Raumbild die Gesamtheit der Punkte, in denen sich unsere Blicklinien (oder Gesichtslinien, s. u.) schneiden, wenn wir nacheinander die einzelnen Paare von sich entsprechenden Bildpunkten der Platten betrachten. Auch können wir, was auf das gleiche hinauskommt, das Raumbild als einen gedachten Gegenstand bezeichnen, dessen Punkte durch die genannten Linienschnitte dargestellt werden.

Dieser B e g r i f f d e s R a u m b i l d e s hat sich als sehr zweckmäßig erwiesen und die Darstellung vereinfacht sich bei seiner weiteren Benutzung ganz wesentlich. Zunächst darf aber nicht der Fehler gemacht werden, dieses Raumbild ohne weiteres mit dem R a u m e i n d r u c k zu verwechseln, den wir bei der Betrachtung der Raumbilder erhalten. Dieser Unterschied, auf den besonders v. K r i e s eingehend hingewiesen hat, spielt vor allem · bei der Betrachtung von Landschaftsaufnahmen eine große Rolle, kann aber hier zunächst unberücksichtigt bleiben[1]). Hier genügt es, festzuhalten, daß das Raumbild ein gedachter Gegenstand ist, der in bestimmter Beziehung zu dem realen, durch die stereoskopischen Bilder dargestellten Gegenstand steht. Auf diese Beziehungen ist jetzt noch etwas näher einzugehen.

Bei der bisherigen Besprechung wurde der Hauptwert sogleich darauf gelegt, daß die stereoskopische Betrachtung richtig sei. Dies können wir unter Benutzung des Begriffes Raumbild nun so ausdrücken, daß das Raumbild dem

---

[1]) Bei stereoskopischen Aufnahmen, die wie die Röntgenaufnahmen so gewonnen werden, daß die Projektionsfläche hinter dem Raumbild liegt, entspricht der Eindruck, den wir vom Raumbild erhalten, diesem meiner Erfahrung nach sehr vollkommen; d. h. ein Würfel z. B. erscheint wirklich mit rechten Winkeln und quadratischen Flächen, wenn das Raumbild genau einem Würfel entspricht, d. h. mit einem realen Würfel zur Deckung gebracht werden kann. Über das Verhalten bei sogenannter Modellwirkung des Raumbildes s. u.

Gegenstand genau gleich sein soll. Für diesen Fall hat v. Rohr die Bezeichnung der „Tautomorphie" des Raumbildes eingeführt. Wir verstehen also unter einem tautomorphen oder objektgleichen Raumbild ein solches, das in allen seinen Strecken und Winkeln völlig dem Objekt gleich, ihm kongruent ist. Die Erzielung eines tautomorphen Raumbildes muß als eine Hauptaufgabe der Röntgenstereoskopie bezeichnet werden.

Ehe wir die Betrachtung auf objektungleiche Raumbilder ausdehnen, haben wir noch eine bisher einigermaßen offen gelassene Frage zu entscheiden.

Wenn oben für eine zweckentsprechende stereoskopische Betrachtung gefordert wurde, daß bei ihr die Blickrichtungen und die Netzhautbilder die gleichen sein sollten, wie bei Betrachtung des durch die stereoskopischen Bilder dargestellten Gegenstandes selbst, so sind diese beiden Forderungen, ganz streng genommen, nicht miteinander vereinbar. Denn das für die Blicklinien maßgebende Projektionszentrum des Auges ist der Drehpunkt, für die Netzhautbilder bei ruhendem Auge ist aber der Schnittpunkt der Visierlinien, die Mitte der sogenannten Eintrittspupille, maßgebend (vgl. Czapski, Helmholtz, v. Kries, v. Rohr). Der Drehpunkt des Auges liegt etwa 14 mm hinter dem Hornhautscheitel, die Eintrittspupille nur 2,5 mm. Wir können also, streng genommen, unser Auge bei der Betrachtung einzelner oder zweier stereoskopisch wirkender Projektionszeichnungen entweder für Betrachtung mit ruhendem Blick richtig einstellen, oder für Betrachtung mit bewegtem Blick. Im ersteren Falle wird das Raumbild durch die Schnittpunkte der Visierlinien, im letzteren durch die der Blicklinien dargestellt. Diese im Bau des Auges begründete Schwierigkeit fällt nun aber dadurch hinweg, daß der Abstand zwischen Eintrittspupille und Drehpunkt vernachlässigt werden kann, wenn die zu betrachtenden Aufnahmen mit großem Abstand entworfen wurden, in unserem Falle etwa 50 cm, so daß man das mittels der Visierlinien und das mittels der Blicklinien gewonnene Raumbild für ziemlich gleich annehmen kann. Es empfiehlt sich aber, den Drehpunkt des Augapfels zum perspektivischen Zentrum der Betrachtung zu machen, wie es in unserer Darstellung schon geschah. Denn wir sind gewohnt, das indirekte Sehen, das bei ruhendem Auge ganz ausgiebig zur Raumbemessung mit herangezogen werden müßte, wegen der geringen peripheren Sehschärfe nur flüchtig zu verwenden, hingegen die Gegenstände gewissermaßen mit den Blicklinien abzutasten, indem wir den Blick schnell von einem zum anderen Gegenstandspunkt hin und her wandern lassen. Wenn wir nun ebenfalls bei der später zu beschreibenden Messung so verfahren, daß wir etwa bei Anwendung eines Zirkels abwechselnd den Blick auf die eine und die andere Spitze richten und in dieser Weise die richtige Lage der Spitzen beurteilen, und nicht etwa so verfahren, daß wir bei ruhig stehendem Auge den

Blick unverwandt etwa auf die eine Spitze richten und mit Hilfe des indirekten Sehens die richtige Lage der anderen feststellen, so ist die oben angegebene Schwierigkeit auch für eine streng theoretische Auffassung nicht mehr vorhanden. Und auch praktisch liegen keine weiteren Schwierigkeiten vor, da wir auch unbeeinflußt von theoretischen Überlegungen stets in der ersteren Weise messen würden, nämlich durch abwechselndes Fixieren der einen und anderen Zirkelspitze mit bewegtem Blick, also unter Benutzung des Augendrehpunktes als perspektivisches Zentrum. Die Methoden zur Ermittelung der Lage und der richtigen Einstellung des Drehpunktes bei der stereoskopischen Betrachtung werden weiter unten besprochen werden.

Eine kurze Betrachtung kommt noch der Frage zu, ob nicht auch die Akkomodation der Augen bei der Betrachtung stereoskopischer Bilder genau die gleiche sein müsse, wie bei Betrachtung des Gegenstandes selber. Diese Frage ist verschieden zu beantworten, je nachdem, ob wir nur das Raumbild berücksichtigen, oder auch den uns durch dieses vermittelten Raumeindruck. Das Raumbild selbst ist nur durch die Visierlinien oder Blicklinien gegeben, wird also durch die Akkomodation nicht weiter verändert. Wohl aber könnte der Eindruck, den wir etwa von der Entfernung des Raumbildes erhalten, durch die Akkomodation beeinflußt werden. Da wir bei der stereoskopischen Betrachtung von Röntgenbildern auf Punkte vor den Plattenebenen konvergieren, hingegen aber auf die Plattenpunkte selber akkcmodieren, muß sich die Akkomodation etwas von der Konvergenz loslösen, was ohne Schwierigkeiten geschieht [1]. Da nun nach v. Albada bei gleichbleibender Konvergenz und Netzhautbildgröße nur durch Änderungen der Akkomodation die Größen- und Entfernungswahrnehmung beeinflußt wird, wäre möglich, daß die erwähnte Loslösung der Akkcmcdation den Raumeindruck beeinflusse. Das ist aber, wie die Erfahrung zeigt, in der Röntgenstereoskopie nicht merklich der Fall, so daß die behandelten Fragen praktisch nicht weiter in Betracht kommen.

Kehren wir damit zum Begriff des Raumbildes zurück, so war die Bedingung für die Objektgleichheit (Tautomorphie) des Raumbildes die, daß bei der Betrachtung die Augendrehpunkte genau so zu den Platten stehen müssen, wie

---

[1] Für die Betrachtung sehr großer Aufnahmen bei verhältnismäßig geringem Aufnahmeabstand kann es wünschenswert sein, dem Umstand zu begegnen, daß bei der Betrachtung seitlicher Raumbildpunkte sich die beiden Augen auf verschiedenen Akkomodationsbetrag einstellen müssen. Drüner, dessen Arbeiten hierüber Näheres zu entnehmen ist, konstruierte eine besondere Kippkassette, mit der sogenannte Konvergenzaufnahmen hergestellt werden, die eine stets gleiche Akkomodation beider Augen ermöglichen. Für die hier in Betracht kommenden Formate und Aufnahmeabstände können auch diese Fragen praktisch unberücksichtigt bleiben.

die Antikathoden bei der Aufnahme, daß wir gewissermaßen mit den Antikathoden auf die Platten sehen müssen. Mithin wird das Raumbild stets verzerrt sein, wenn diese Bedingung nicht erfüllt ist. Nur ein Fall wird hier zunächst noch unberücksichtigt gelassen, der der Modellähnlichkeit des Raumbildes, auf den später zurückzukommen ist. Als verzerrt oder objektungleich, heteromorph, können wir das Raumbild bezeichnen, wenn es weder in den Strecken noch in den Winkeln dem Gegenstand entspricht. Diese „Heteromorphie" kann also die verschiedensten Ursachen haben. Entweder kann der Abstand bei der Betrachtung von dem der Aufnahme verschieden sein, oder bei gleichem Abstand die Betrachtungsbasis zu weit rechts oder links von der Plattenmitte liegen; auch können die Platten selber gegeneinander verschoben sein, so daß die Blicklinien zu große oder zu kleine Konvergenz erhalten. Ferner können die Platten in einem Winkel zueinander gestellt sein, der von dem erforderlichen Wert abweicht. Man sieht also, daß an die Apparate bei der Stereoskopie einige Ansprüche zu stellen sind, wenn die Röntgenstereoskopie zu etwas höheren Zwecken dienen soll, als der Vorführung irgendeiner räumlichen Wirkung, unbekümmert darum, ob diese der Wirklichkeit getreu entspricht. Vor allem muß der Aufnahmeapparat seinem ganzen Bau nach dem Betrachtungsapparat entsprechen und zudem muß die Benutzung von beiden so einfach sein, daß es nicht gut möglich ist, einen Fehler bei der Aufnahme oder der Betrachtung zu begehen, durch den die Objektgleichheit des Raumbildes gefährdet werden könnte. Mit den im folgenden beschriebenen Einrichtungen und Methoden kommt man in hinreichend genauer Weise zum Ziel.

Kurz zusammengefaßt können wir sagen, daß das Raumbild bei der Betrachtung stereoskopischer Bilder dann dem dargestellten Gegenstand vollkommen entspricht, wenn bei der Betrachtung die Augendrehpunkte genau diejenige Stellung zu den Platten erhalten, die bei der Aufnahme die perspektivischen Zentren einnahmen. Dies sind bei der gewöhnlichen photographischen Aufnahme die Objektive, bei dem Röntgenverfahren die Brennflecke der Antikathoden. Auf dieser Grundlage muß sich jede zweckmäßige

Methode der Röntgenstereoskopie aufbauen, wenn sie nicht ganz auf die Richtigkeit des Eindrucks bei der Betrachtung verzichten will, was zu großen Bedenken Anlaß gibt.

Der Aufnahmeapparat.

Vor der Besprechung der für Röntgenzwecke geeigneten, ein objektgleiches Raumbild ermöglichenden Apparate sei ein kurzer Blick auf die Methoden der gewöhnlichen Photographie geworfen. Für ferne Objekte, besonders Landschaften, bedient man sich am besten zweier in Augenabstand voneinander abstehender, genau gleicher Objektive von nur geringer Brennweite (doch nach v. Rohr nicht unter 7 cm). Die parallel zueinander angeordneten Objektivachsen sind auf unendlich ferne, oder wenigstens sehr ferne Punkte gerichtet, die beiden Platten liegen nebeneinander in einer Ebene. Bei der Betrachtung müssen die Platten wieder die gleiche Lage zueinander haben, wie bei der Aufnahme, und die Augendrehpunkte müssen zu ihnen so gelegt werden, wie vorher die Objektive zu ihnen standen. Wegen der im Interesse eines weiten Gesichtsfeldes nötigen kurzen Brennweite ist die Betrachtungsentfernung zu gering, als daß man ohne Lupe auskommen könnte, so daß besondere Einrichtungen, die Linsenstereoskope, nötig sind.

Bei nahen Gegenständen, die man in natürlicher Größe im Raumbilde zu sehen wünscht, arbeitet man am besten mit Objektiven von beträchtlicher Brennweite, etwa 25 cm, und wird in sehr vielen Fällen auf die gleichzeitige Anwendung von zwei Objektiven ebenso verzichten können, wie man ja auch im Röntgenverfahren die eine Antikathode möglichst schnell nacheinander in zwei verschiedene Stellungen bringt. Bei dieser Verwendung von nur einem Objektiv kann weiterhin entweder das Objektiv selbst entsprechend dem seitlichen Augenabstand verschoben werden, oder es kann, was dieselbe Wirkung hat, das Objekt zum Apparat verschoben werden. Das letztere Verfahren empfiehlt sich im allgemeinen sehr, wenn es sich um die Aufnahme anatomischer Präparate handelt, die sich auf einen verschieblichen Schlitten aufstellen lassen. Diese Methode entspricht der vorher erwähnten mit zwei parallel zueinander angeordneten Objektiven und kann kurz als Parallelmethode bezeichnet werden. In vieler Beziehung vorteilhafter kann eine andere Methode sein, bei der das Objekt nicht verschoben, sondern gedreht wird, und zwar um einen wieder aus dem Augenabstand sich ergebenden Winkel, der leicht berechnet werden kann. In diesem Falle müssen bei der Betrachtung nicht die parallel gerichteten, sondern die konvergierenden Blicklinien senkrecht auf den Platten stehen, die ihrerseits genau den Winkel miteinander zu bilden haben, um den das Objekt bei der Aufnahme gedreht wurde. Diese Methode wird deshalb als Konvergenzmethode bezeichnet und sie kehrt auch bei den anderen stereoskopischen Verfahren, bei der Stereophotographie mikroskopischer Präparate und auch im stereoskopischen Röntgenverfahren wieder. Nimmt man nach einer dieser Verfahrungsweisen ein Objekt in natürlicher Größe auf, so wird der Betrachtungsabstand bei einer Brennweite von 25 cm die Größe von 50 cm erhalten, wenn man auf eine unmittelbar hinter dem Objekt liegende Ebene einstellt, so daß also diese '„Einstellungsebene" auf der Mattscheibe scharf abgebildet wird. Um eine möglichst scharfe Abbildung auch der vor der Ebene liegenden Objektteile zu erhalten, ist eine sehr enge Blende oder das Prinzip der Lochkamera ohne Objektiv zu verwenden. Da auch im Röntgenverfahren ein Aufnahme- und Betrachtungsabstand von etwa 50 cm sehr zweckmäßig ist, kann für Röntgen- und für gewöhnliche Aufnahmen das gleiche Stereoskop benutzt werden, das weiter unten zu beschreiben sein wird. Für Konvergenzaufnahmen würden besondere Betrachtungseinrichtungen nötig sein, auf die hier nicht eingegangen wird.

Die wichtigsten an den Röntgenaufnahmeapparat zu stellenden Anforderungen gehen schon aus dem oben über die Objektgleichheit des Raumbildes Gesagten hervor. Wenn gefordert wurde, daß die Augen genau ebenso zu den Platten stehen müssen, wie vorher die Antikathoden, so muß zunächst schon bei der Aufnahme die Stellung der Antikathoden genau bekannt sein. Welches aber des näheren diese Stellung der Antikathoden zur Platte ist, das unterliegt eigentlich keiner Beschränkung, vorausgesetzt, daß man am Betrachtungsapparat jede beliebige bei der Aufnahme verwendete Stellung nachahmen kann. Gewiß wäre es von Vorteil, die Verschiedenheit der Stellung der Antikathode zur Platte, die man bei Einzelaufnahmen anzuwenden pflegt, auch im stereoskopischen Verfahren anwenden zu können; es ist aber zu bedenken, daß gerade die stereoskopische Vereinigung zum Raumbilde manche der bei den Einzelaufnahmen für den Wechsel des Antikathodenstandortes maßgebenden Gründe wegfallen läßt. Es macht uns bei dem stereoskopischen Verfahren gar nichts aus, ob das Einzelbild für sich mehr oder weniger „verzeichnet" erscheint, da uns ja durch die beidäugige Betrachtung der Flächenbilder das ganz unverzeichnete Raumbild vorgezaubert wird.

Infolge dieser Überlegungen empfiehlt es sich, stets die gleiche Lage der Antikathoden über der Platte zu wählen, wobei natürlich eine Anpassung an den im Einzelfall etwas verschiedenen seitlichen Augenabstand vorgesehen werden muß. Für die nähere Wahl der Lage der Antikathode bleibt zunächst ein weiter Spielraum übrig, besonders dann, wenn man an Stelle der Antikathodenverschiebung eine Drehung des Objektes mitsamt der Platte oder eine Kreisbogenbewegung der Antikathode anstatt der Parallelverschiebung ausführen will. Ich habe bei dem von mir gebauten Apparat das einfachste und in jedem Falle anwendbare Verfahren der Parallelverschiebung der Röhre verwendet.

Als Ausgangsstellung wählte ich ebenso wie andere Autoren diejenige Stellung der Antikathode zur Platte, die sich am einfachsten bestimmen und nachprüfen läßt, nämlich die senkrecht über der Mitte der Platte liegende. Von dieser Ausgangs- oder Mittelstellung aus wird die Antikathode parallel zur Plattenebene und zu der einen Plattenseite (je nach dem besonderen Fall der längeren oder kürzeren) nach „rechts" und „links" um Beträge verschoben, die dem halben gegenseitigen Augenabstand gleich sind[1]). Der senkrechte Abstand der Antikathode von der Platte ist zweckmäßig zu etwa 50 cm zu wählen, mit genügendem Spielraum nach oben und unten. Wesentlich größere Abstände zu nehmen scheint mir im allgemeinen unangezeigt zu sein. Vor allem darf man nicht

---

[1]) Es kommt auf das gleiche hinaus, empfiehlt sich aber bei den heutigen Aufgaben der Röntgenstereoskopie nicht mehr, wenn man nach Czermak das Objekt bei stehenbleibender Röhre auf der Plattenebene verschiebt.

in den Fehler verfallen, die bei Einzelbildern sehr berechtigten
Fernaufnahmen in die stereoskopischen Verfahren hineinzutragen,
denn es baut sich ja, wie schon angedeutet, aus den wegen
geringeren Abstandes noch so „verzeichneten“ Einzelbildern
bei deren richtiger stereoskopischer Vereinigung doch wieder
das vollkommen objektgetreue Raumbild auf, und darin liegt
gerade ein außerordentlich großer Vorteil der Stereoskopie.
Nur ein Gesichtspunkt könnte für die Wahl größerer Aufnahmeabstände maßgebend sein, nämlich die bessere Übereinstimmung zwischen der bei der Bildbetrachtung aufgewendeten
Akkomodation mit derjenigen, die bei der Betrachtung des
Objektes selber vorhanden sein würde. Jedoch ist der Einfluß
dieses Momentes zu gering, um praktisch irgendwie in Frage
zu kommen (s. S. 36). Ein besonderer Vorteil des Abstandes
von etwa 50 cm liegt dagegen darin, daß wir größere Objekte,
etwa einen Schädel, bei freiäugiger Betrachtung ungefähr in
diese Entfernung von unseren Augen zu halten pflegen, und
hierdurch ist möglichste Gewähr geboten, daß der „Eindruck“,
den das Raumbild bei der stereoskopischen Betrachtung macht,
diesem selbst möglichst gleich ist. Ferner hätte die Vermehrung
der Aufnahmeentfernung noch den Nachteil, daß ein eben noch
wahrnehmbarer Tiefenunterschied in absolutem Maß bei gleicher
Standlinie um so größer ist, je ferner der Gegenstand; kleine
Tiefenunterschiede können also bei geringerer Entfernung des
Gegenstandes besser erkannt werden. Es müßte mithin mit
der Vergrößerung des Aufnahmeabstandes eine Vergrößerung der
Standlinie einhergehen, durch die in noch zu besprechender
Weise im Raumbild eine modellähnliche Verkleinerung des
Gegenstandes hervorgerufen wird, wenn die Betrachtung mit
der kleineren Basis des Augenabstandes vorgenommen wird.
Diese Möglichkeiten sind bei meinen Apparaten ebenfalls vor-
gesehen. Eine Verkleinerung des Aufnahmeabstandes unter
40 cm wird kaum notwendig sein, da man sich an ihrer Stelle
mit einer Basisvergrößerung behelfen kann, wenn es auf größere
Tiefenunterscheidung ankommt.

Mein erster Aufnahmeapparat[1]), der sich sehr gut
bewährte, bestand im wesentlichen aus zwei voneinander trenn-

---

[1]) Der Apparat wurde nach meinen Angaben von Herrn Instituts-
mechaniker F. X. Eigner, Innsbruck, physiologisches Institut, gebaut.

baren Teilen, einem Grundbrett und einem Aufsatzteil (Abb. 8, 9, 10). In den Ecken des rechteckigen Grundbretts (60 : 70 cm) sind metallene Zapflöcher eingelassen, in welche die vier Träger des Aufsatzteiles hineinpassen. Ein weiteres Zapfloch, zur Aufnahme des Zentrierrohres bestimmt, befindet sich in der Mitte des Grundbrettes. Auf dem Grundbrett wird ein Schubfach für die Kassetten aufgelegt; es trägt auf seiner Unterfläche Metallspitzen, die in kleine, im Grundbrett eingelassene Metallnäpfe hineinpassen, so daß die Lage der Kassette und Platten stets eindeutig gegeben ist. Um mit Leichtigkeit die verschiedenen Körpergegenden aufnehmen zu können, sind drei Kassettenstellungen vorgesehen, denen drei Ausgangsstellungen der Röhre entsprechen. Eine nähere Beschreibung ist hier nicht notwendig, zumal der neuere Apparat (s. u.) in entsprechender Weise eingerichtet ist. Der Aufsatzteil des Apparates läßt sich, wie die Abbildungen zeigen, aus dem Grundbrett herausheben, so daß man den großen Vorteil

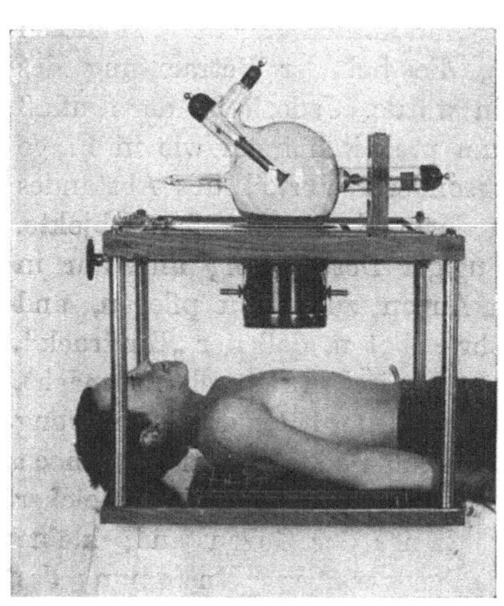

Abb. 8. Stereoskopischer Aufnahmeapparat des Verfassers.
Innsbrucker Modell.
Lagerung des Kranken im Apparat.

hat, erst den Kranken richtig auf die Kassette zu lagern, ohne durch den Aufsatzteil gestört zu sein. Auf dem oberen Rahmen des Aufsatzteiles gleitet der Röhrenträger, der die Einstellung auf den Augenabstand oder auf beträchtlich größere Verschiebung gestattet. Die Zentrierung der Röhre sowie die Blendvorrichtung entsprechen im wesentlichen der für den zweiten Apparat beibehaltenen Anordnung.

Obgleich diese Konstruktion im wesentlichen sehr befriedigte, erfuhr der Apparat in seiner weiteren Herstellung, die in dankenswerter Weise von der Firma E. Leitz in Wetzlar

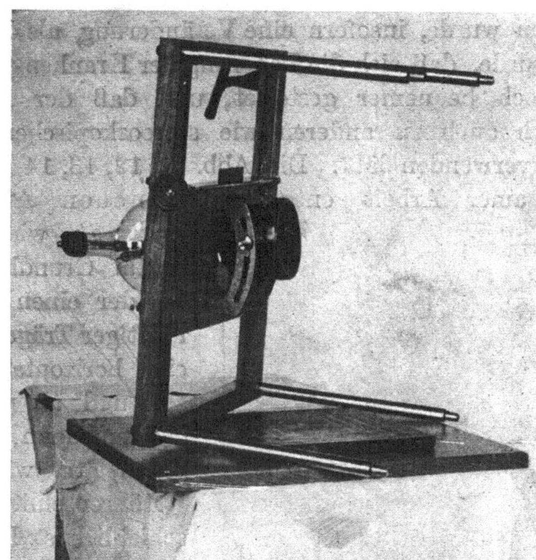

Abb. 9 zeigt das abnehmbare Obergestell, die Schiebeblende und das Visierrohr zur Röhrenzentrierung.

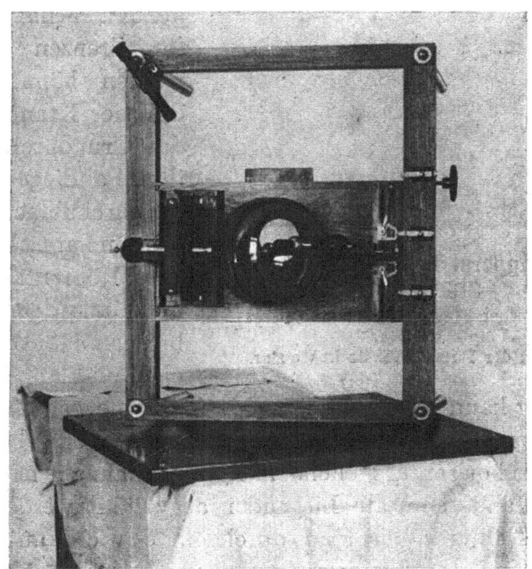

Abb. 10. Obergestell von oben gesehen.
Rechts die Riegel der drei Grundstellungen und die Einstellschraube
auf Augendistanz. Links oben das Visierrohr.

übernommen wurde, insofern eine Veränderung, als dafür Sorge
getragen wurde, daß sich die Lagerung der Kranken unter dem
Oberteil noch bequemer gestaltet, und daß der Aufnahmeapparat sich auch zu anderen wie stereoskopischen Zwecken
vorteilhaft verwenden läßt. Die Abb. 11, 12, 13, 14 geben den
in gemeinsamer Arbeit entstandenen neuen Aufnahme-
apparat wieder. Auf einem Grundbrett steht an der einen Ecke ein kräftiger Träger, an dem ein horizontaler Arm[1]) auf und ab verschoben werden kann, auf dem seinerseits wieder der Röhrenschlitten verschieblich ist. Durch diese Anordnung ist der Vorteil gewonnen, daß beliebige Abstände der Röhre von der Platte innerhalb weiter Grenzen eingestellt werden können, ferner daß der Kranke gut auf das Grundbrett und das ihm aufliegende Kassettenschubfach gehoben werden kann. Um hierbei den Röhrenträger noch mehr aus dem Wege zu bringen, läßt er sich nach oben umklappen. In die-

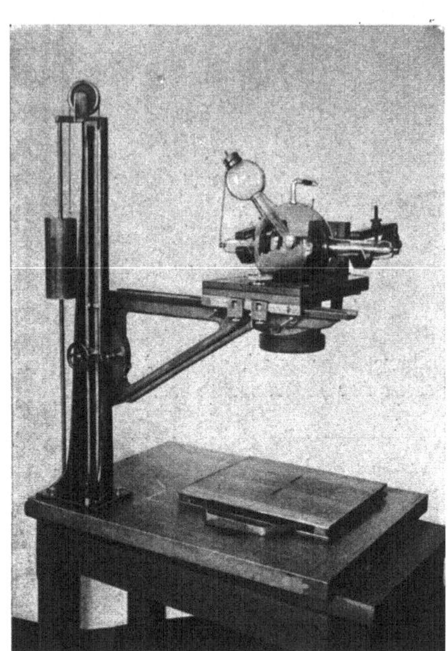

Abb. 11. Apparat in aufnahmebereiter
Stellung.
Stereoskopischer Röntgen-Aufnahmeapparat
des Verfassers.
Ausführung der Firma E. Leitz in Wetzlar.

ser Stellung kann ferner der Apparat für Fernaufnahmen stehen-
der Kranker verwendet werden, während bei völlig hochgescho-
benem, aber horizontal stehendem Arm Aufnahmen mit beträcht-
lichem Abstand (1 m) am Liegenden ausgeführt werden können.
Arm und Röhrenträger sind durch ein Gewicht ausbalanciert.
Die Höhe der Antikathode über der Plattenfläche läßt sich am

---

[1]) Die Form dieses Armes wurde neuerdings noch etwas geändert.

Träger ablesen; die Röhre ist dafür in der unten zu besprechenden Weise richtig einzustellen. Auf dem horizontalen Arm gleitet, durch eine Triebschraube verstellbar, der hölzerne Röhrenträger mit der Blendvorrichtung. Es sind wiederum drei Grundstellungen der Röhre vorgesehen, die als mittlere, als rechte und linke bezeichnet seien. Sie werden durch drei Schnappriegel gegeben, die am wagerechten Arm des Apparates festsitzen und in Nuten des schlittenartigen Röhrenträgers einspringen. Von jeder dieser Grundstellungen aus läßt sich der Schlitten um mehr wie die halbe Augendistanz (bis zu 7 cm) nach beiden Seiten verschieben. Zu diesem Zwecke stellt man die beiden verschieblichen Nuten an einer Millimeterskala entsprechend ein; z. B. bei einer Augendistanz von 7 cm jederseits auf den Skalenteil 3,5 cm[1]). War bei der Zentrierung der Röhre die Nute auf 0 eingestellt, so befindet sich jetzt die Röhre bei Einschnappen des Schnappriegels in die

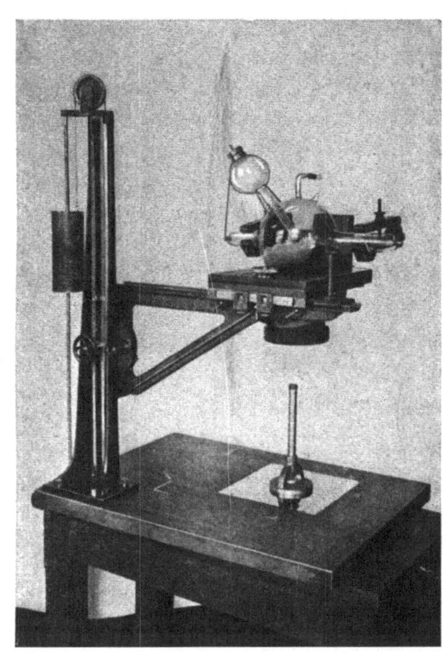

Abb. 12. Aufstellung zur Zentrierung
der Röhre.
Stereoskopischer Röntgen-Aufnahmeapparat
des Verfassers.
Ausführung der Firma E. Leitz in Wetzlar.

eine oder andere Nute je 3,5 cm seitlich von der Stellung über der Plattenmitte. Diese Einstellung ist für alle drei Kassettenlagen (s. u.) gültig.

In der Mitte des Grundbrettes ist eine Metallplatte eingelassen, die drei Paare von Zapflöchern für die beiden am Boden des Kassettenschubfaches (s. u.) befindlichen Zapfen ent-

---

[1]) Falls man nicht Aufnahmen mit vermehrter Basis machen will.

hält, sowie ein zentrales Loch für das Zentrierrohr (s. u.). Die
Zapflochpaare entsprechen genau den erwähnten drei Grundstellungen des Röhrenträgers; wird das Kassettenschubfach und
der Röhrenträger auf die entsprechenden Stellungen gebracht,
so steht die Antikathode, wenn sie nur einmal richtig zentriert
wurde, immer genau senkrecht über der Kassettenmitte. Die
mittlere Grundstellung ist für Kopfaufnahmen, für Fuß, Hand, Ellenbogen u. a. m. geeignet; die Platte wird dabei aus dem nach dem Scheitel (bei Kopfaufnahmen) offenstehenden Schlitz des Kassettenschubfaches herausgezogen. Bei Rükkenlage des Kranken ist die linke Grundstellung für Aufnahmen der linken Körperseite, die rechte für die rechte Körperseite (bei Bauchlage umgekehrt) geeignet. Die Mitte des Stammes (Brust, Bauch, Becken) läßt sich in den beiden seitlichen Grundstellungen der Kassette und des Röhrenträgers gleich gut aufnehmen. In diesen beiden Stellungen öffnet sich der Schlitz des

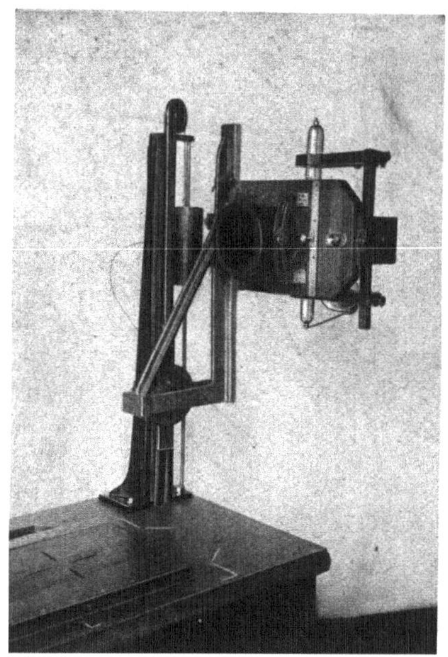

Abb. 13. Aufstellung für Auflagerung
der Kranken oder für Fernaufnahmen
im Stehen.
Stereoskopischer Röntgen-Aufnahmeapparat
des Verfassers.
Ausführung der Firma E. Leitz in Wetzlar.

Kassettenschubfaches nach der Seite hin, so daß sich die
Platte stets leicht herausziehen läßt. In dieser Weise ist erreicht, daß man die Kranken stets in der gleichen Richtung
in den Untersuchungsraum, in dem meistens für eine Umkehr
einer Tragbahre oder eines Bettes kein Platz ist, fahren kann,
also stets mit dem Kopf- oder Fußende voraus. Sie können
stets mit dem Kopfe nach der Seite des Grundbrettes gelagert

werden, auf welcher der Träger angebracht ist; die Lagerung des Kassettenschubfaches kann je nach der Art des Falles ausgewählt werden. Es wird also vermieden, daß ein Kranker zunächst falsch aufgelegt wird und dann belästigende Umlagerungen nötig sind; eine Umlagerung des Kassettenschubfaches unter dem Kranken begegnet hingegen keinen besonderen Schwierigkeiten.

Der ganze Apparat wird auf einen gewöhnlichen Röntgen-Untersuchungstisch (mit hölzerner Tischplatte) gestellt[1]). Für Kopfaufnahmen zieht man den Apparat ganz an das Ende des Tisches. In der Stellung der Abb. 11 liegt die Kassette für Kopfaufnahmen bereit; der Scheitel des Kranken ist im Bilde nach links vorne gewendet zu denken, die Füße nach rechts hinten. In Abb. 13 liegt die Kassette für linksseitige Rumpfaufnahmen bei Rückenlage oder für rechtsseitige bei Bauchlage geeignet. Der Höhenunterschied zwischen Grundbrett und Untersuchungstisch, sowie zwischen Grundbrett und Kassettenschubfach kann einfach durch Polster oder Decken ausgeglichen werden. Daß man bei leichtbeweglichen Kranken häufig den Apparat auf dem Tisch unverschoben stehen lassen und den Kranken nach Belieben lagern kann, sei noch der Vollständigkeit wegen erwähnt. Es besteht

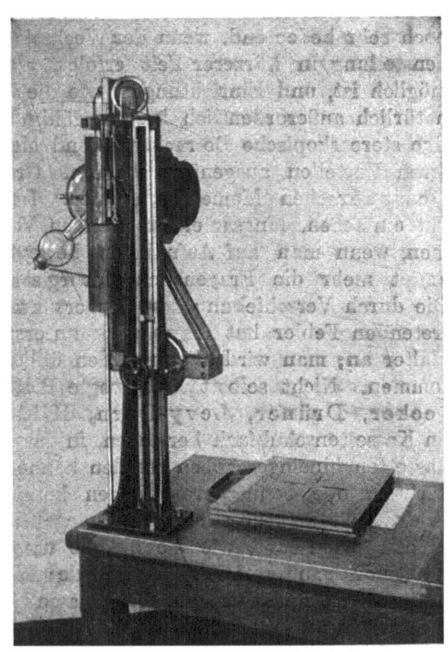

Abb. 14. Dasselbe wie Abb. 13.
Ansicht aus anderer Richtung.
Stereoskopischer Röntgen-Aufnahmeapparat
des Verfassers.
Ausführung der Firma E. Leitz in Wetzlar.

---

[1]) Nur für die photographischen Aufnahmen der Abbildungen war der Apparat auf ein kleines Tischchen gestellt.

überhaupt in der Benutzung des Apparates eine weitgehende Anpassungsmöglichkeit an die verschiedensten besonderen Bedürfnisse und Wünsche.

An die Kassette können verschiedene Ansprüche gestellt werden. Von allen Vorrichtungen zum selbsttätigen Wechsel der beiden Platten (sowie auch der beiden Stellungen der Antikathode) ist hier abgesehen da es darauf ankam, mit möglichst einfachen Mitteln möglichst viel zu erreichen. Zweifellos wächst der Wert der stereoskopischen Methoden noch sehr bedeutend, wenn der Wechsel der Platten und der Antikathodenstellung in kürzerer Zeit erfolgt, als es mit unseren Hilfsmitteln möglich ist, und Einrichtungen, wie die von Lorey beschriebenen, sind natürlich außerordentlich leistungsfähig, wenn sie weiter für raumrichtige stereoskopische Betrachtung und Messung verwertet, also in allen ihren Vorteilen ausgenützt werden. Große Vorzüge bieten dabei die Dessauerschen Momentaufnahmen. Immerhin aber kann man auch mit einfachen, langsamer arbeitenden Vorrichtungen sehr gut auskommen, wenn man auf Aufnahmen bewegter Teile verzichtet und überhaupt mehr die Fragen der chirurgischen Diagnostik im Auge hat. Die durch Verschiebung des Körpers zwischen beiden Aufnahmen auftretenden Fehler hat Hanausek untersucht. Sträter gab besondere Halter an; man wird aber mit den üblichen belasteten Binden gut auskommen. Nicht selbsttätig bewegte Plattenwechselvorrichtungen haben Becker, Drüner, Levy-Dorn, Hildebrand angegeben. Ich ließ ein Kassettenschubfach herstellen, in das zwei mit Anfaßbügel versehene Kassetten hineingeschoben werden können. Die Glasseite der mit Verstärkungsfolie benutzbaren Platten kommt gegen die Antikathode zu, da das später zu beschreibende Spiegelstereoskop diese Lage vorteilhafter erscheinen läßt, wie die übliche umgekehrte Lage. Über die Fußpunktmarkirung auf dem Deckel des Kassettenschubfaches ist später noch einiges nachzutragen. Die Kassetten sind für das Plattenformat 24 : 30 cm und mittels Einlagen auch für 18 : 24 cm oder kleinere Formate eingerichtet.

In der Lagerung der zu untersuchenden Körperteile auf der Kassette, über die hier noch einige allgemeine Bemerkungen am Platze sind, besteht eine weitgehende Unabhängigkeit von der Plattenebene, da wir bei unserer Meßmethode ebensogut senkrecht zur Plattenebene wie parallel oder schräg zu ihr messen können. Die schräge Messung wird sogar im Anfang noch leichter sein, wie die senkrecht zur Plattenebene (also annähernd in der Blickrichtung) erfolgende. Im allgemeinen wird man die Teile, die besonders scharf gezeichnet werden sollen, nahe an die Platte bringen. Bei Schädelaufnahmen legte ich meist die verletzte Seite auf, wenn nicht die Durchleuchtung anders entscheidet; auf genaue Einhaltung einer bestimmten Lage der Sagittalebene kommt es nicht an, Schrägstellungen sind sogar für die Beurteilung des Gesichtsschädels oft besonders günstig. Die Hautpunkte, zu denen man den Abstand messen will, kann man in üblicher Weise mit Bleimarken (Schrotkügelchen) kenntlich machen, die man bei der Durchleuchtung auflegt. Auch sei hier an die Methode erinnert, die Haut im ganzen durch Bestreichen mit einer Metallpaste schwach schattengebend zu machen, oder nach Snook durch Umwickeln mit einer Mullbinde, auf welche die Paste aufgetragen wurde. Bei Bildern, die mit weicheren Röhren hergestellt wurden, kann man zudem Teile der Hautoberfläche oft ohne weiteres im stereoskopischen Bild räumlich erkennen und zur Messung verwerten. Daß man für bequeme Lagerung, für Ruhigstellung durch beschwerte Binden in üblicher Weise sorgt, braucht nicht näher ausgeführt zu werden.

Die Zentrierung der Röhre wird in folgender Weise vorgenommen. Auf dem den Röhrenschlitten tragenden horizontalen Arm ist ein Visierrohr angebracht, in das man die Antikathode einvisiert. Nun steht diese in der Höhe so, daß die Teilstriche des Trägers den Abstand der Antikathode von der Plattenfläche angeben. Zur genauen Einstellung der Röhre dient dabei eine Höhenverstellung am hölzernen Röhrengestell. Ferner ist an diesem eine Querverstellung angebracht, während die Längsverstellung mittels der am Röhrenhals angreifenden Klemme leicht bewerkstelligt werden kann. Die richtige Einstellung der Antikathode in der Horizontalebene kann sehr schnell so gefunden werden, daß, bei mittlerer Grundstellung des Röhrenschlittens, in das erwähnte Loch des Grundbretts ein Zentrierrohr eingesetzt wird, das zwei Metallkügelchen enthält, deren Verbindungslinie genau senkrecht auf der Plattenebene steht. Das Rohr enthält unten einen kleinen Leuchtschirm. Die Röhre wird nun so eingestellt, daß der Schatten des schirmnahen Kügelchens, der scharf ist, genau in der Mitte des unscharfen Schattens des schirmfernen Kügelchens erscheint. Damit ist der Fokus genau senkrecht über der Mitte des Kassettenschubfaches eingestellt. Nun läßt sich der Röhrenhalter herausnehmen und stets wieder an genau den gleichen Ort bringen, so daß, wenn man sich einmal zwei oder mehrere Röhren zentriert hat, keine neuen Zentrierungen bei Wechsel der Röhre nötig sind. Natürlich ist der Apparat so genau gebaut, daß nun gleichzeitig die Röhre für die beiden seitlichen Grundstellungen zentriert ist. Die Markierung der Fußpunkte auf dem Deckel des Kassettenschubfaches und indirekt auf den Platten ist weiter unten geschildert (S. 61). Die Röhre wird von einem in den Abbildungen nicht wiedergegebenen Schutzkasten umgeben.

Eine besondere Form gab ich der Blende zur Abblendung der Sekundärstrahlen, die von der Glaswand ausgehen. Wenn die Blende nicht gar zu weit ist, besteht bei stereoskopischen Aufnahmen der Nachteil, daß bei Verschiebung der Röhre um den Betrag des Augenabstandes die Platte stets nicht voll ausgezeichnet wird, sondern daß bei jeder Röhrenstellung an der einen Plattenseite ein Teil unbelichtet bleibt, also für die Aufnahme verloren geht. Will man nicht mit Albers-Schönberg anstatt der Röhrenverschiebung eine Röhrenkippung um das feststehende untere Blendenende vornehmen, so kann man sich entweder in wenig vollkommener Weise ganz ohne oder durch eine sehr weite Blende helfen, oder sich folgender Methode bedienen, die sich mir sehr bewährt hat. Es wird bei dieser Vorrichtung die Blende, die die Form eines Rohres von der üblichen Weite und Länge hat, an zwei aus der Abbildung ersichtlichen Bögen so verschieblich angebracht, daß der Drehpunkt der Bewegung annähernd mit der Antikathode zusammenfällt, so daß die Achse des Blendenrohres immer in die Verbindungslinie zwischen Plattenmitte und Antikathode eingestellt werden kann. Dann ist stets die ganze Platte bei der Aufnahme belichtet. Diese Einstellung der Blende läßt sich auch sehr leicht und schnell ausführen und sie bedeutet keine nennenswerte Verzögerung im ganzen stereoskopischen Aufnahmeverfahren. Auch wird mit ihr nicht auf jede Kompression überhaupt verzichtet, nur kann diese nicht mit der Blende ausgeführt werden, sondern etwa in der von Drüner angegebenen Art mittels eines Gummiballes, der durch eine beschwerte Binde aufgedrückt wird. Oder man läßt sich einen hölzernen, beiderseits offenen Zylinder von der Form einer der üblichen Tubusblenden herstellen (oder ein entsprechend hohes sechskantiges Holzkästchen); eine breite, an den herabhängenden Enden mit Sandsäcken beschwerte Binde preßt diese Vorrichtung so auf den Körper, daß sie wie eine Kompressionsblende wirkt.

Die hier beschriebene Blendenvorrichtung ermöglicht noch einen weiteren Vorteil. Ist schon sowieso der Aufnahmeapparat nicht nur für stereoskopische Aufnahmen und Verschiebungsaufnahmen jeder Art verwendbar und ebenso für alle gewöhnlichen Einzelaufnahmen, so kann man mit Hilfe der Blendenschrägstellung auch solche Einzelaufnahmen ausführen, bei denen die Röhre bei den gewöhnlichen Vorrichtungen (Lambertzstatifen) gegen die Tischebene gekippt wird. Das ist z. B. bei Schulteraufnahmen der Fall. Diese Kippung der Röhre wird durch die Blendenschrägstellung, die an unserem Apparat möglich ist, völlig ersetzt. Anstatt des Kassettenschubfaches verwendet man bei solchen Einzelaufnahmen einfach die Plattenkassette für sich und kann sie in üblicher Weise beliebig schräg unterlegen, so daß die Blendenachse wieder annähernd senkrecht zur Plattenebene steht. So dürfte es kaum eine Aufnahmeart geben, die nicht sehr wohl mit dem hier beschriebenen, in erster Linie für stereoskopische Aufnahmen bestimmten Apparat ausgeführt werden könnte.

Es ist hier nicht beabsichtigt, eine Beschreibung der von anderen gebauten stereoskopischen Aufnahmeapparate zu geben. Manche von ihnen sind für besondere Zwecke gebaut und dienen mehr der möglichst schnellen Herstellung von stereoskopischen Aufnahmen, als daß auf die Möglichkeit einer raumrichtigen Betrachtung oder gar Messung Rücksicht genommen wäre. Im übrigen seien besonders erwähnt der Apparat von Drüner und der von Hasselwander, welch letzterer nach Fertigstellung meiner ersten Konstruktion veröffentlicht wurde.

Wie man sich auch im einzelnen den vorhandenen Hilfsmitteln entsprechend behelfen will, mit einem einfacheren oder größeren Apparat, vor allem sollten die Konstruktionen von stereoskopischen Aufnahmeapparaten eine raumrichtige Betrachtung und Ausmessung von stereoskopischen Röntgenaufnahmen zulassen. Das gleiche gilt für die Betrachtungsstereoskope.

Der Betrachtungsapparat.

Die allgemeinen Anforderungen, die vom Standpunkt der richtigen Raumbeurteilung aus an die Betrachtung der stereoskopischen Röntgenbilder zu stellen sind und die ja auch die ganze Bauart des Aufnahmeapparates bestimmten, sind früher schon näher erörtert worden. Es müssen die Augendrehpunkte die gleiche Lage zu den Platten erhalten, wie vorher bei der Aufnahme die Brennflecke der Antikathoden, wobei zu beachten ist, daß die beiden Platten nacheinander bei der Aufnahme den gleichen Ort einnehmen.

So könnte der Betrachtungsapparat im wesentlichen sehr einfach gebaut sein; man würde nur ein Gestell anfertigen, an dessen einer Seite der Halter für die aufeinander gelegten Platten, an dessen anderer zwei Löcher zum Durchblick in Augendistanz angebracht wären, die die richtige Lage der Augen zu den Platten gewährleisten müßten. Die Schwierigkeit besteht aber darin, daß bei der Aufnahme jede Antikathode nur die eine Platte belichtet, während bei der Betrachtung jede Platte von beiden Augen gesehen würde, wobei infolge der Aufeinanderlagerung die Einzelheiten der Aufnahmen stark verloren gingen.

Zweifellos würde trotzdem eine stereoskopische Wirkung möglich sein; hat ja doch Gillet sogar an Doppelaufnahmen auf die gleiche Platte, bei der die Einzelheiten noch stärker verwischt erscheinen, eine stereoskopische Meßmethode angewendet, die weiter unten näher beschrieben wird. Es muß aber doch vorgezogen werden, den Vorteil der Aufnahme auf getrennte Platten und ihrer getrennten Betrachtung, wie sie im stereoskopischen Verfahren üblich und auch vorzuziehen ist, voll auszunützen.

Auf verschiedenstem Wege kann die Aufgabe gelöst werden, bei der Betrachtung jede Platte nur je einem Auge zugänglich zu machen. In sehr schöner Weise hat Heß die Schwierigkeit an gewöhnlichen stereoskopischen Plattenaufnahmen beseitigt. Er kopiert die beiden Stereonegative mittels eines Projektionsverfahrens beide auf eine und dieselbe Platte, auf der die Bilder im Positiv erscheinen, legt aber in den Strahlengang bei der Herstellung der Kopien ein feines rasterartiges optisches System, das dafür sorgt, daß bei der Betrachtung das Licht von den einzelnen Bildpunkten des Positives nur in der Richtung zum Beschauer gelangen kann, in der es im Kopierverfahren auf die Positivplatte geworfen wurde. In dieser Weise wird jedem Auge nur der ihm zugehörige Bildteil sichtbar, obwohl die rechtsäugig und linksäugig zugehörigen Bildteile in der gleichen Platte liegen. Die Wirkung dieser ausgezeichneten Bilder ist eine sehr schöne, und der Kenntnis dieser Bilder verdanke ich auch die erste Anregung zur Ausbildung des stereoskopischen Meßverfahrens, dessen schon vorhandene Anwendungen mir unbekannt geblieben waren. Die Heßsche Methode hat besonders dadurch große Vorteile, daß der Raumeindruck sogleich ohne weitere Betrachtungsapparate freiäugig gewonnen werden kann, und es wäre möglich, zu Unterrichtszwecken und zur bloßen Vorführung der Grundlagen des Meßverfahrens stereoskopische Röntgenaufnahmen nach dem Heßschen Verfahren zu kopieren und so ein sehr wertvolles und leicht zu benutzendes Anschauungsmaterial für den Unterricht zu gewinnen. Für praktische Zwecke ist hingegen das

Kopierverfahren nach Heß doch zu umständlich, als daß es in jedem Falle angewendet werden könnte, in dem die Stereoskopie als Hilfsmittel der Röntgenuntersuchung herangezogen werden soll.

Älter ist das Verfahren von Rollmann und das ähnliche von D'Almeida, bei dem die getrennte Zugehörigkeit der Bilder zu je einem Auge dadurch erreicht wird, daß sie verschieden gefärbt werden, etwa das eine rot und das andere grün, und daß vor das eine Auge ein rotes, vor das andere ein grünes Glas gehalten wird (vgl. auch Grützner). Dies von Hering zur Projektion verwendete, von Dessauer zur stereoskopischen Kinematographie ausgebildete Verfahren dürfte wohl nur zu Lehrzwecken geeignet sein, nicht aber zur Anwendung für orthomorphe stereoskopische Betrachtung und Messung.

Eine weitere Möglichkeit, jedem Auge nur sein ihm zugehöriges Bild sichtbar zu machen, liegt im Spiegelstereoskop vor, das von Wheatstone erfunden und dann durch das Brewstersche Prismenstereoskop etwas in den Hintergrund gedrängt wurde. Durch das stereoskopische Röntgenverfahren rückt die Wheatstonesche Erfindung aber wieder in den Vordergrund, und die für Röntgenzwecke gebauten Prismenstereoskope und Linsenstereoskope (Lossen, Walter, Bartholdy, Mathias) dürften hier wieder verschwinden, wenn erst einmal allseits der Vorteil der Betrachtung und Messung eines objektgleichen Raumbildes eingesehen sein wird [1].

Das Grundprinzip des Spiegelstereoskops beruht darin, daß man nicht die Platten selber, sondern ihre virtuellen Spiegelbilder betrachtet, und daß dabei die Stellung der Blicklinien und die sonstigen optischen Verhältnisse genau die gleichen sind, als wenn man die Platten selber betrachten würde, vorausgesetzt, daß die Spiegel richtig zu den Platten und zu den Augen eingestellt werden. Es bedeute (in Abb. 15) A_l das linke Auge, $Pl_{(v)}$ die Ebene, in der eigentlich die Platte selber liegen sollte; die Platte sei aber in Pl seitlich aufgestellt und in Sp befinde sich ein gewöhnlicher planer Spiegel. Nach den

---

[1] Damit soll nicht bestritten werden, daß auch die einfacheren nicht-orthomorphen Betrachtungsweisen zur vorläufigen Übersicht geeignet sein können.

Gesetzen der Spiegelung wird nun in $Pl_{(v)}$ das virtuelle Spiegelbild der Platte liegen und die Stellungen der Blicklinien bei Betrachtung der tatsächlichen Platte Pl im Spiegel sind genau so, als ob die Platte in $Pl_{(v)}$ läge, und zwar entsprechend umgedreht, wie es die Abbildung erkennen läßt. Wir können

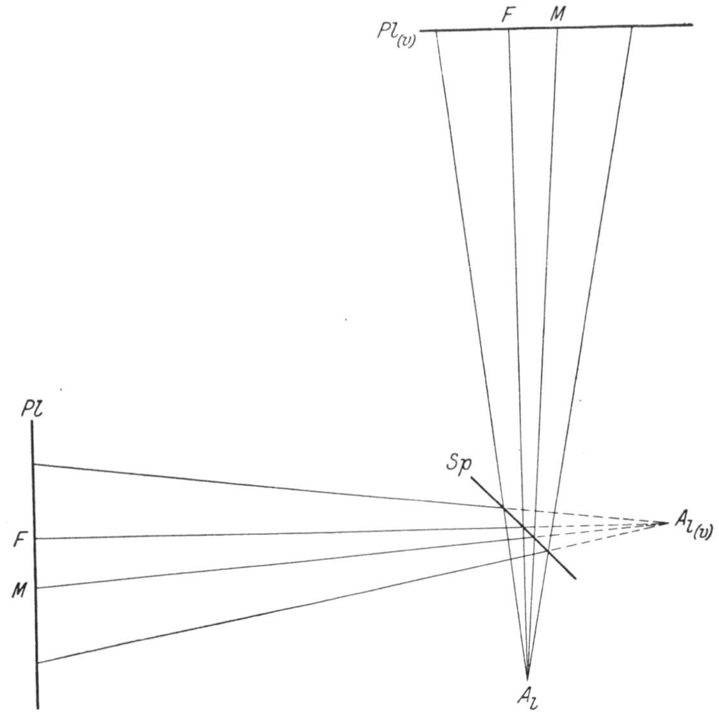

Abb. 15. Schema der Spiegelwirkung am Stereoskop.

den Sachverhalt auch so ausdrücken, daß das virtuelle Spiegelbild des Auges $A_{l(v)}$ so zu der tatsächlichen Platte liegt, wie das tatsächliche Auge A_l zu dem virtuellen Spiegelbild der Platte. Denken wir uns jetzt für das rechte Auge die gleiche Anordnung getroffen, so erhalten wir das Spiegelstereoskop, dessen Schema Abb. 16 wiedergibt. Die Platten Pl_l und Pl_r sind rechts und links seitlich zueinander parallel angeordnet, die Augen befinden sich in A_l und A_r und betrachten die

Platten in den Spiegeln *Sp*, die rechtwinklig zueinander stehen und von den Platten in Pl_v die virtuellen Spiegelbilder ent-

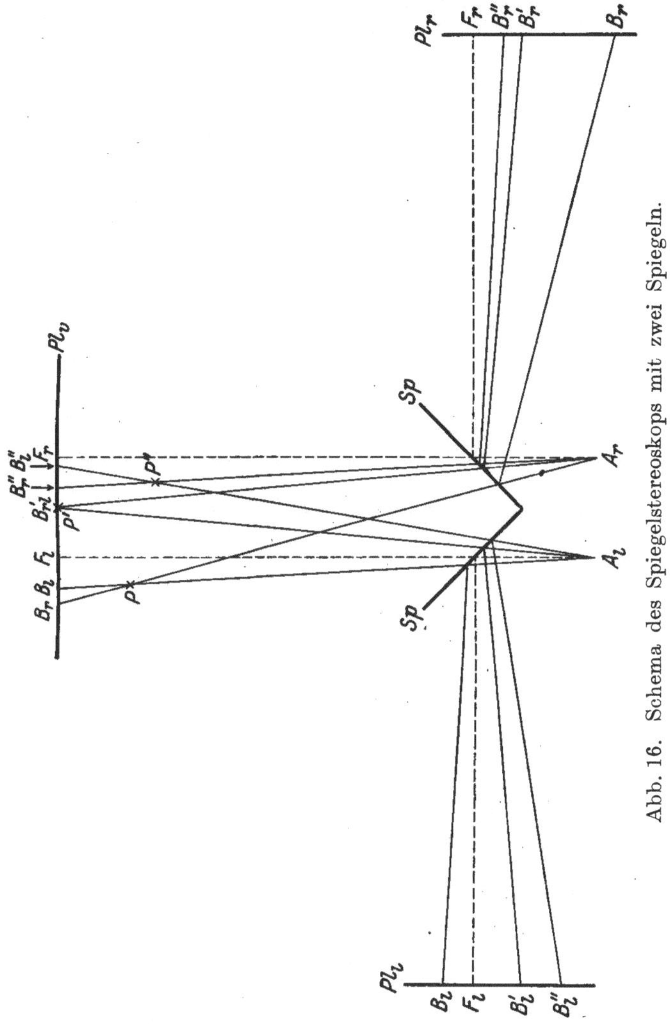

Abb. 16. Schema des Spiegelstereoskops mit zwei Spiegeln.

werfen; diese Spiegelbilder liegen also genau an dem Ort, den eigentlich die Platten selber einnehmen sollten. Sowohl für die Platten wie für die virtuellen Spiegelbilder sind die Bildpunkte B der Gegenstandspunkte PP' und P'' des aufgenommenen Objektes eingezeichnet und durch Zeichnung der Blicklinien erhält man die entsprechenden Punkte des Raumbildes als Schnittpunkte der Blicklinien. Ist alles wie in der Zeichnung angeordnet, so ist das Raumbild objektgleich und das Ziel der stereoskopischen Betrachtung erreicht [1]).

Ehe auf die Ausführung und nähere Benutzung eines solchen Stereoskops eingegangen wird, sei eine andere Form besprochen, die das Spiegelstereoskop angenommen hat und die von manchen für vorteilhafter gehalten wird. Bei ihr werden nicht nur zwei Spiegel verwendet, sondern vier, so daß wir es zum Unterschied vom eben besprochenen Zweispiegelstereoskop als Vierspiegelstereoskop bezeichnen können. Sein Prinzip wurde von Helmholtz im Telestereoskop angewendet, das aber der Betrachtung von Gegenständen selber bei Anwendung einer vermehrten Basis diente. In seiner Verwendung als Bilderstereoskop ist der Apparat in Abb. 17 schematisch in seiner linken Hälfte wiedergegeben. Die ausgezogenen Teile der Zeichnung entsprechen ganz der vorigen Zeichnung des Wheatstoneschen Stereoskops; wird nun noch der Spiegel $Sp\ II$ eingeschaltet und die Platte anstatt in $Pl\ (I)$ in $Pl\ (II)$ aufgestellt, so sind die optischen Verhältnisse im wesentlichen unverändert, wie sie waren, wenn man wieder für die Plattenlagerung die nochmalige Umkehr durch die Spiegelung berücksichtigt, die an den eingezeichneten Bildpunkten zu ersehen ist. In neuerer

---

[1]) Die von Hasselwander gegebenen und nach ihm auch von Hohlweg übernommenen Zeichnungen der Projektionsverhältnisse sind nicht ganz zutreffend. In diesen Zeichnungen ist ein Punkt der Spiegelfläche zum Projektionszentrum der Betrachtung gemacht worden; dieses wird aber durch den Drehpunkt (oder die Eintrittspupille) des Auges dargestellt. Nicht ein Punkt des Spiegels hat bei der Betrachtung am Ort der Aufnahmeantikathode zu stehen, sondern einer der genannten Punkte des Auges. Nur bei sehr großen Aufnahmeabständen, die aber nach Hasselwanders photographischer Abbildung seines Apparates nicht vorzuliegen scheinen, würde ein nach dieser nicht zutreffenden Beziehung gebauter Apparat hinlängliche Genauigkeit ermöglichen. In seiner neuesten Arbeit gibt Hasselwander an, nur zur Vereinfachung das Auge gewissermaßen in den Spiegel hineinverlegt zu haben. Ich halte diese Vereinfachung für sehr unzweckmäßig und meine, daß die Hasselwanderschen Zeichnungen in ihrer jetzigen Form keinen weiteren Eingang in Veröffentlichungen finden sollten.

Zeit haben verschiedene Forscher das Vierspiegelstereoskop zur
Betrachtung stereoskopischer Röntgenaufnahmen bevorzugt, von
denen besonders wieder Drüner zu nennen ist, der einen sehr
vollkommenen Apparat dieser Art gebaut hat. Er hat den
Vorteil, weniger langgestreckt zu sein und ein Auflegen der

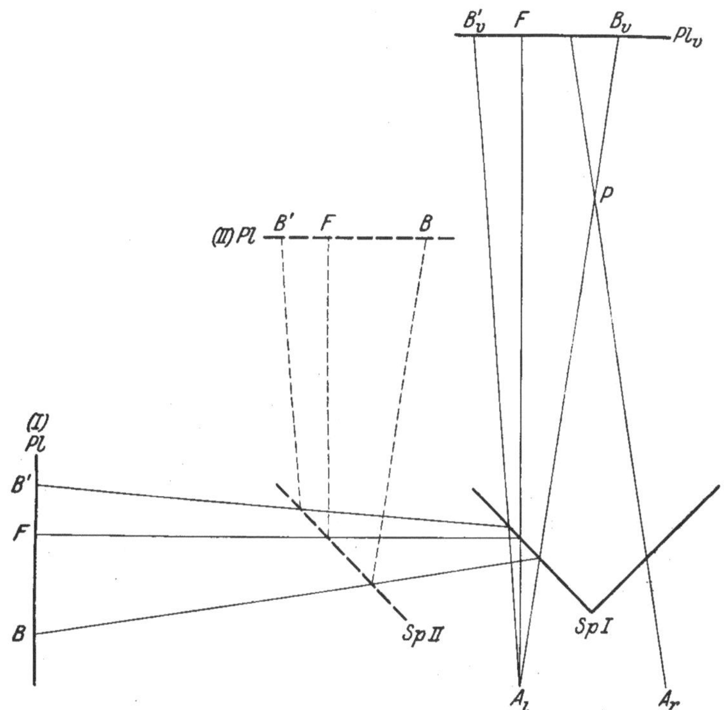

Abb. 17. Schema zum Stereoskop mit vier Spiegeln.

Platten auf die Milchglasscheiben, die von unten erleuchtet
werden, zu ermöglichen, während das Zweispiegelstereoskop besonders dann, wenn größere Aufnahmeabstände benutzt werden,
langgebaut ist und eine Festklemmung der Platten an den
Milchglasscheiben benötigt. Es ist aber nicht richtig, wenn
man das Zweispiegelstereoskop überhaupt der genannten Nachteile wegen mehr oder weniger ganz ablehnt, da es wiederum
für das Meßverfahren besondere Vorzüge besitzt und auch die

Nachteile bei den hier für ausreichend befundenen Abständen und Plattengrößen fortfallen [1]). Daß ein Spiegelpaar viel leichter richtig einzustellen ist, wie zwei, fällt für die Wahl des ersteren Systems auch ins Gewicht. Ich verwendete deshalb das Zweispiegelstereoskop und fand keinen Grund, davon abzugehen. Freilich würde ein Vierspiegelstereoskop vorzuziehen sein, wenn man sich zur Messung der Methode der wandernden Marke [2]) bedienen wollte, bei der die Anordnung beider Platten in der gleichen Ebene wohl unerläßlich ist. Die Methode der unmittelbaren Raumbildmessung (s. u.) hat aber so große Vorzüge und sie läßt sich so bequem am Zweispiegelstereoskop durchführen, daß dieses zweifellos allen Anforderungen am besten entspricht.

Das Stereoskop, das ich zunächst für meine Arbeiten benutzte [3]), entstand durch Umbau eines nach dem Prinzip des Wheatstoneschen Spiegelstereoskops gebauten Heringschen Haploskops (Beschreibung des Haploskops bei Hofmann). Außer manchen anderen Veränderungen brachte ich daran hauptsächlich unbelegte Spiegel (Deckgläschen von Blutkörperzählkammern) an Stelle der belegten Spiegel an [4]), sowie eine Visiervorrichtung zur richtigen Einstellung des Augendrehpunktes. Darauf ließ ich ein den besonderen Röntgenzwecken besser angepaßtes Stereoskopmodell bauen [5]), das dann die Grundlage für die unter meiner Mitwirkung bei der Firma E. Leitz in Wetzlar wesentlich verbesserte Konstruktion des

---

[1]) In einer neuen Veröffentlichung gibt Drüner die Bevorzugung des Vierspiegelstereoskops auf.

[2]) Ich benutze die Bezeichnung „wandernde Marke" im ursprünglichen Sinne, in dem die Marke nur im Raumbild einheitlich ist und nur subjektiv aus den beiden Objektmarken, die auf der Plattenebene bewegt werden, entsteht. Wird hingegen eine einheitliche Objektmarke selbst im Raumbild bewegt, so spreche ich von der unmittelbaren Raumbildmessung, weil es nicht zweckmäßig erscheint, schon eingebürgerte Bezeichnungen in verändertem Sinne zu verwenden. An sich kann man natürlich auch die Bewegung einer Zirkelspitze im Raumbild als Methode der wandernden Marke bezeichnen.

[3]) Abgebildet in meinem in der Zeitschr. f. ärztl. Fortbildung **13**, 1916, S. 72 veröffentlichten Aufsatz.

[4]) Die Anwendung unbelegter Spiegel findet sich schon bei Mach.

[5]) Nach meinen Angaben ausgeführt vom Mechaniker des Innsbrucker physiologischen Instituts Herrn F. X. Eigner.

Apparates bildete. Der Leitzsche Apparat, der allen Anforderungen an Genauigkeit entspricht und in der Werkstätte
mit besonderen Hilfseinrichtungen geprüft wird, ist in Abb. 18
in Gesamtübersicht wiedergegeben. Die späteren Abbildungen 30 und 31 zeigt die Verwendung bei der Messung. Der
Okularteil für sich ist in Abb. 22 und 23 dargestellt.

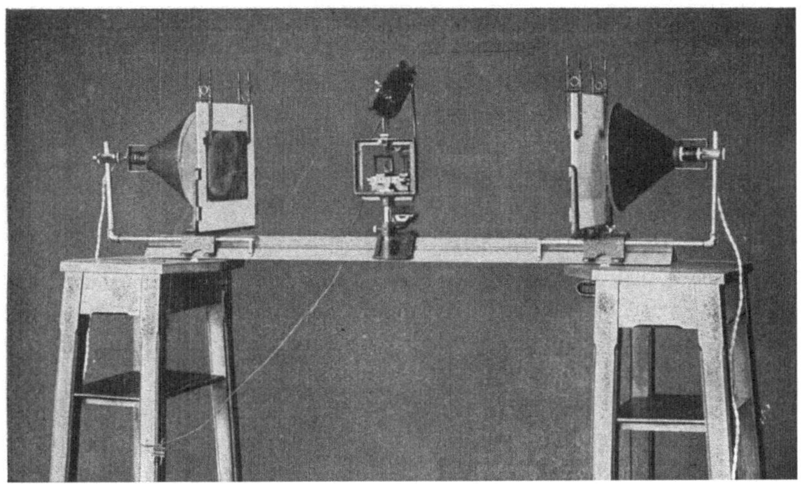

Abb. 18. Stereoskop für raumrichtige Betrachtung und Messung, nach Verf.
Ausführung von Firma E. Leitz in Wetzlar.

Das Grundstück des Apparates wird durch eine von Holz-
ständern getragene oder auf einen Tisch gestellte eiserne optische Schiene gebildet, auf der mittels Reitern seitlich die
Plattenträger und in der Mitte der Okularteil (Spiegelvorrich-
tung) aufgesetzt sind. An den Reitern der Plattenträger wurden gleichzeitig auch die Beleuchtungsvorrichtungen, jederseits
eine helle Metallfadenlampe in einem innen weiß angestriche-
nen Reflektorgehäuse, angebracht. Letzterem kann eine gewöhnliche Glasplatte vorgeschoben werden, die eine stärkere
Erwärmung der Röntgenplatten verhütet, indem sie die er-
wärmte Luft des Reflektors abhält. Eine weitere Lampenfas-
sung mit Lichtschutz befindet sich am Okularteil (Spiegelvor-
richtung); in sie werden für die Beleuchtung des Meßzirkels
(s. u.) lichtschwächere Glühlampen nach Bedarf eingeschraubt.

Ich benutzte für die Plattenträgerbeleuchtung je eine 100 kerzige, für die Meßzirkelbeleuchtung (Lampe am Okularteil) eine 16 kerzige Metallfadenlampe. Die genau senkrecht zur Schiene angeordneten Plattenträger bestehen aus Milchglasscheiben, die durch Federn gegen gehobelte eiserne Rahmen gedrückt werden. Auf diesen Platten werden die Röntgennegative durch einfache Klammern befestigt. Die richtige Lage der Röntgenplatten ist durch Marken des Plattenträgers ohne weiteres eindeutig bestimmt. Die Entfernung der Platten vom Okularteil wird nach Maßgabe des Aufnahmeabstandes an einer Skala am Stereoskop leicht eingestellt. Die Benutzung des Stereoskops ist dadurch sehr einfach, daß die hauptsächlichen Forderungen für ein objektgleiches Raumbild schon im unveränderlichen Bau des Apparates erfüllt sind, so daß außer der Einstellung der Negativplatten auf den Plattenträgern und der Entfernung letzterer vom Okular, die man schlechterdings nicht verfehlen kann, nur noch die richtige Haltung des Kopfes am Okularteil herzustellen ist.

Im folgenden seien die wichtigsten Einzelheiten über den Bau und die Benutzung des Stereoskops etwas näher geschildert.

Die Länge der optischen Schiene ist so bemessen, daß Aufnahmeabstände bis zu 65 cm (von beliebig kleinerem Betrag an) verwendet werden können. Stehen also die Plattenträger auf 50 cm und ist der Kopf am Okular so wie dieses selbst richtig eingestellt, so stehen die Augendrehpunkte 50 cm von dem virtuellen Plattenspiegelbild entfernt. Dies entspricht einem Abstand der Antikathode von der Platte bei der Aufnahme von ebenfalls 50 cm. Diesen Abstand habe ich bei den Aufnahmen gewöhnlich gewählt. Der Aufnahmeapparat läßt sich bis zu einem Abstand Fokus—Platte von 100 cm verwenden. Soll das Stereoskop größeren Abständen wie 65 cm dienen, so läßt sich leicht eine entsprechend lange optische Schiene liefern.

Die optische Schiene wird zweckmäßig nicht unmittelbar auf den Tisch gestellt, weil man sich dabei des großen Vorteils begibt, unter ihr durchgreifen zu können. Sie ist vielmehr für gewöhnlich auf zwei kleine Ständer gelagert, die ihrerseits auf dem Tisch festgeklemmt werden. Auf Wunsch kann auch die in den Abbildungen wiedergegebene Anordnung der Aufstellung auf zwei Böcken getroffen werden. Dann kann man sich einen kleinen Tisch besonders vorschieben, wie Abb. 31 zeigt. Die optische Achse wurde 18 cm über den Schienenrücken gelegt, so daß bei Übergreifen der Arme über die Schiene hinweg kein Bildteil durch die Arme verdeckt wird.

Die richtige Lage der Platten auf den Plattenträgern (Milch-glasscheiben), die noch die Plattengröße 24:30 cm in Hoch- und Quer-lage bequem zulassen, wird am einfachsten und mit großer Genauigkeit in folgender Weise erreicht. Auf der Decke des Kassettenschubfaches des Aufnahmeapparates sind, wie hier nachzutragen ist, die sogenannten Fußpunkte der beiden Aufnahmen durch in das Holz oberflächlich eingelassene kleinste Schrotkügelchen angegeben. Man versteht unter Fußpunkten von stereoskopischen Parallelaufnahmen diejenigen Punkte der Platten, in denen diese von einer vom Projektionszentrum aus ge-fällten Senkrechten („Normalen") getroffen werden, die als „Fußpunkts-normale" bezeichnet werden kann[1]). Für die beiden seitlichen Stel-lungen der Antikathode, die bei den Aufnahmen gewählt werden, liegen also auch die Fußpunkte seitlich von der Plattenmitte. Bringt man nun zu beiden Seiten von dem Mittelpunkt der Kassettendecke rechts und links im Abstand der halben Verschiebungsgröße der Röhre und genau in der Verschiebungsrichtung die Schrotkugeln in der Kassettendecke an, so sind bei den stereoskopischen Aufnahmen die Fußpunkte als kleine kreisrunde Schatten auf den Platten sichtbar. Die Methode von Lambertz, bei jeder Aufnahme die Fußpunkte zu bestimmen, ist also bei unserem Verfahren entbehrlich, da die Lage des Fußpunktes ein für allemal durch die Konstruktion des Apparates gegeben ist. Außerdem werden in der Kassettendecke noch zwei weitere Schrotkügelchen angebracht, die bei Aufnahmen in der anderen Plattenrichtung (Hoch- oder Querformat) die Fuß-punkte darstellen. Auf jeder Platte sind also vier Schattenkreise vorhanden, die so klein sind, daß sie das Röntgenbild nicht weiter be-einträchtigen. Daß die Schrotkörner die richtige Lage auf der Kassetten-decke haben, wird bei der Herstellung des Apparates ein für allemal festgestellt; betont sei, daß bei der festen Bauart des ganzen Ap-parates die richtige Lage dauernd gewährleistet ist, wenn nur die Röhre in der oben besprochenen Weise richtig zentriert wurde.

Diese vier kleinen Schattenkreise dienen nun dazu, die Platten richtig auf den Plattenhaltern des Stereoskops anzubringen, indem auf den Milchglasscheiben entsprechende Marken eingeritzt sind. Legt man jetzt die Röntgenplatten mit der Glasseite so auf die Milchglasscheibe, daß die Schatten der Schrotkörner sich mit den Marken decken, so sind nunmehr die Fußpunkte der Platten und ihrer virtuellen Spiegelbilder richtig angeordnet (vorausgesetzt, daß nicht die zum linken Auge ge-hörige Platte rechts eingestellt wurde, und umgekehrt, ein Fall, auf den wir noch zurückkommen).

Am unteren Rand der Milchglasscheibe des Plattenträgers befindet

---

[1]) Diese von dem Brennfleck ausgehende Linie, also die vom Projektionszentrum (der Antikathode) auf die Projektionsfläche (die Platte) gefällte Senkrechte, hat die Bedeutung der optischen Achse der photographischen Objektive bei den üblichen stereoskopischen Land-schaftsaufnahmen mit parallelen optischen Achsen und auf diesen senk-recht stehenden Plattenflächen.

sich eine Abtropfrinne, die recht dienlich ist, wenn noch nasse Platten zur Messung verwendet werden.

Die Entfernung der Platten bei der Betrachtung im Stereoskop muß genau nach der Antikathodenentfernung bei der Aufnahme gerichtet sein. Die virtuellen Spiegelbilder der Platten müssen also so weit von den Augen entfernt liegen, wie die Antikathoden von den Platten selbst entfernt waren. Unter Berücksichtigung der Spiegelung läßt sich danach an der Grundschiene, auf der die Plattenträger verschieblich sind, leicht eine Teilung anbringen, an der die richtige Plattenstellung ohne weitere Überlegung gefunden werden kann, so daß beispielsweise bei einem Antikathodenabstand zur Aufnahmeplatte von 50 cm der Plattenträger des Stereoskops einfach beiderseits auf den Teilstrich 50 einzusetzen ist.

Weiterhin müssen am Stereoskop Einrichtungen getroffen sein, durch welche die richtige Haltung der Augen bestimmt wird. Wir

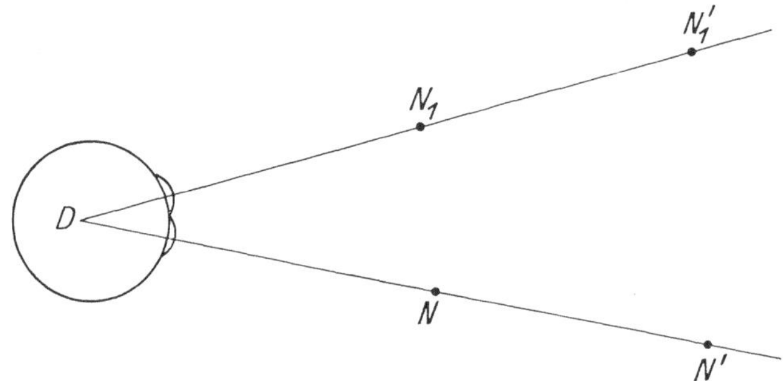

Abb. 19. Schema für die Drehpunktsbestimmung des Auges.

sehen hier zunächst von der individuellen Verschiedenheit der Augendistanz (s. S. 105) ab, deren Mittelwert zu 6,3 cm angegeben werden kann (Holmgren), und nehmen einen Beobachter mit der Augendistanz 6,3 cm an, sowie die entsprechende Verschiebung der Röntgenröhre bei den Aufnahmen. So käme es darauf an, die Augendrehpunkte bei der Betrachtung so zu den virtuellen Spiegelbildern zu stellen, wie die Antikathoden bei der Aufnahme zu den Platten selbst standen. Man kann dabei entweder von der bekannten Lage des Drehpunktes 14 mm [1] hinter dem Hornhautscheitel ausgehen und am Apparat eine Vorrichtung zur richtigen Einstellung der Hornhautscheitel anbringen, oder man kann den Drehpunkt selber auf einen gewünschten Ort einstellen. Zu dem ersteren Zwecke könnten kleine Spiegel Verwendung finden, ein vorn fast frontal und ein seitlich vom Auge fast sagittal angebrachter, von denen der letztere eine kleine Marke trägt. Die zweite Methode ist aber als einfacher und wesentlich genauer vorzuziehen. Zur Erleichterung

---

[1] Durchschnittszahl der von Zoth zusammengestellten Messungen verschiedener Forscher.

des Verständnisses dieser Methode gehen wir hier am besten zunächst von der Aufgabe aus, denjenigen Raumpunkt festzulegen, an dem sich bei ruhig gehaltenem Kopf der Augendrehpunkt befindet. Wir stellen uns zu diesem Zwecke für zwei verschiedene Blickrichtungen (bei unveränderter Kopfhaltung) Nadelspitzen so ein, daß für jede dieser Blickrichtungen je zwei Paare der Spitzen sich decken, wie Abb. 19 veranschaulicht. Der Schnittpunkt der Verbindungslinien der Nadelspitzen gibt mit großer (und jedenfalls für uns völlig genügender) Genauigkeit die Lage des Drehpunktes an. Hiernach ist nun auch die umgekehrte Aufgabe leicht zu lösen, den Augendrehpunkt an einen bestimmten Raumpunkt zu bringen. Wir brauchen bloß den Kopf gegen die feststehenden Visiernadeln in eine derartige Stellung zu bringen, daß bei ruhig ge-

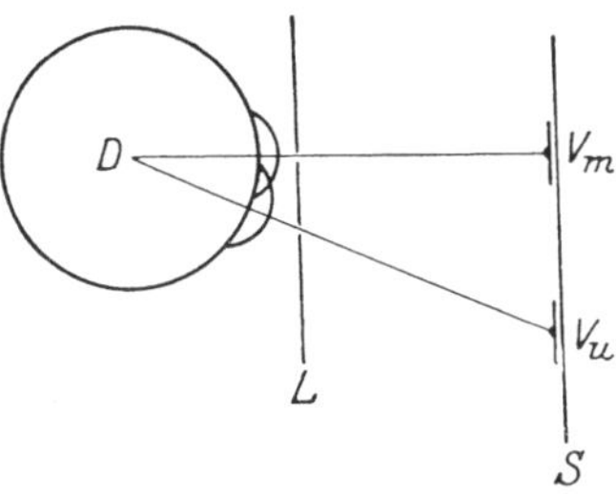

Abb. 20. Drehpunktseinstellung mittels der stenopäischen Löcher L und der Visierscheibe S mit ihren Punkten und Kreisen V_m, V_u (mittlerer und unterer).

haltenem Kopf bei den beiden Blickrichtungen die Nadelspitzen sich wieder decken. Diese Stellung des Kopfes wird durch Kinn- und Stirnstütze festgehalten. Ein Nachteil besteht noch darin, daß die Nadelspitzen, wenn sie nicht weit vom Auge abstehen (wodurch die

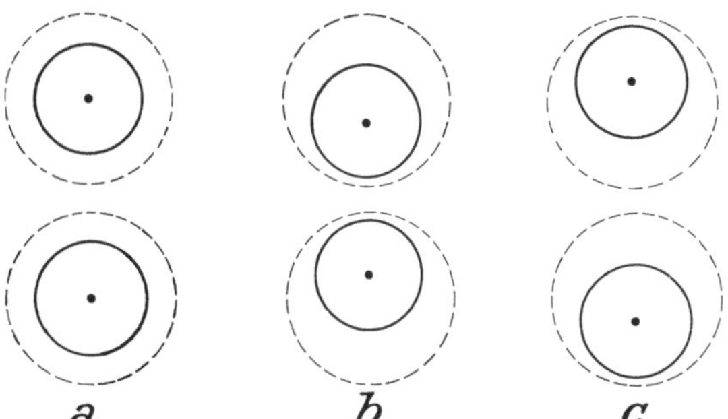

Abb. 21. Schema für die Einstellung der Augen am Stereoskopokular mittels Visierlöcher und Visierscheibe.

Die punktierten Kreise bedeuten die etwas unscharf gesehenen stenopäischen Löcher, die ausgezeichneten Kreise und deren Mittelpunkte liegen auf der Visierscheibe, welche durch die Löcher gesehen wird. Auf die verschiedene scheinbare Größe, die sich mit der Kopfstellung ändert und die hier nebensächlich ist, wurde in den schematischen Zeichnungen der Einfachheit wegen keine Rücksicht genommen.

a die Augen stehen richtig — b die Augen stehen zu nahe — c die Augen stehen zu weit ab.

Benutzung des Verfahrens am Stereoskop erschwert würde), nur bei starker Akkomodationsanstrengung scharf gesehen werden können und nicht beide gleich scharf erscheinen; älteren Personen ist dadurch die richtige Augeneinstellung überhaupt wegen des verminderten Akkommodationsvermögens schwer möglich. Ich habe deshalb am Stereoskopokular eine etwas veränderte, aber auf dem gleichen Prinzip beruhende Einrichtung getroffen, bei der die Notwendigkeit der Akkommodation dadurch hinwegfällt, daß das Prinzip der stenopäischen Lücke Anwendung findet. Nahe am Auge befindet sich jederseits eine zurückklappbare Blechscheibe L (Abb. 20), die zwei sehr feine Löcher trägt, ein in der optischen Achse (Fußpunktnormalen) liegendes und ein um 5 mm weiter abwärts liegendes. Jede Scheibe läßt sich um eine sagittale Achse zur Seite klappen. An der gleichen Achse befindet sich, etwa zehn Zentimeter von der genannten Blechscheibe entfernt, jederseits eine zweite, größere Scheibe S, auf der zwei Punkte derart angebracht sind, daß ihre Verbindungslinien mit den genannten feinen Löchern der Scheibe

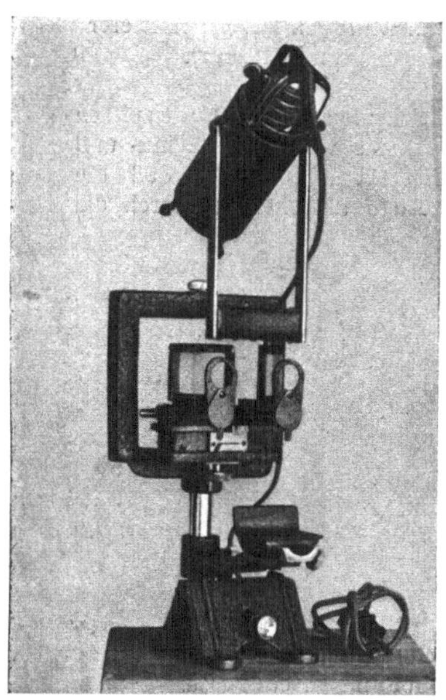

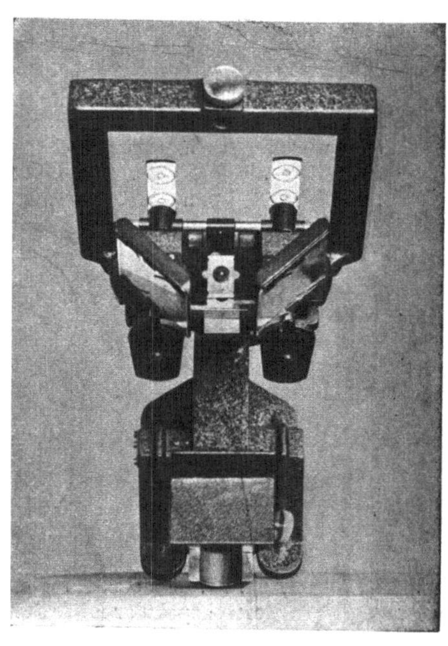

Abb. 22. Schrägansicht.
Vorn rechts die Kinnstütze. Die Visiervorrichtung ist weggeklappt.

Abb. 23. Ansicht von oben.
Die Visiervorrichtung ist gebrauchsfertig vor-
geklappt; die Lampe wurde zur größeren Über-
sichtlichkeit des Bildes entfernt.

Abb. 22 u. 23. Das Stereoskopokular nach Verf. zur Einstellung auf verschiedene Augendistanzen, in Ausführung der Firma E. Leitz in Wetzlar.

sich am erforderten Ort des Augendrehpunktes schneiden (V_m und V_u). Man braucht jetzt nur mit Hilfe der Kinn- und Stirnstütze, die beide verschieblich sind, seinen Kopf derart einzustellen, daß bei abwechselndem Blick geradeaus oder schrägabwärts die Punkte der größeren Scheibe (die zur Erleichterung noch mit je einem konzentrischen Kreis umzogen sind) genau in der Mitte der stenopäischen Lücken erscheinen (Abb. 21). Diese Visiervorrichtung, die durch die der Zirkelbeleuchtung beim Messen dienende, über dem Kopf angebrachte Lampe beleuchtet werden kann, läßt sich nun nach der Einstellung des Kopfes ohne Veränderung der Kopfhaltung mit den Händen zurückklappen, worauf sogleich die Messung bei genau richtiger Augenstellung vorgenommen werden kann. Für die große Mehrzahl der weiteren Messungen wird es dann in der Regel genügen, den Kopf einfach an die Stützen anzulegen ohne jedesmalige Nachprüfung der genauen Richtigkeit mittels der Visiervorrichtung, die aber jederzeit gebrauchsfertig ist. Der Abstand des Augendrehpunktes vom Spiegel ist so gewählt, daß auch Brillenträger bequem ihr Auge bei Benutzung der Brille in die richtige Lage bringen können.

Die Anpassung des Okularteils an verschiedene Augendistanzen wird erst weiter unten besprochen. Es sei nur hier schon darauf verwiesen, daß die Visiervorrichtung so mit der Spiegelverschiebung verkoppelt ist, daß sie mit Hilfe derselben einzigen Schraube den verschiedenen Augendistanzen angepaßt wird, wie die Spiegel. Man braucht also seinen Augenabstand nur ein für allemal zu kennen, dementsprechend mittels der gemeinsamen Schraube und Skala die Spiegel und Visiere einzustellen, und findet stets die Visiervorrichtung gebrauchsfertig, gleichgültig, welches die Größe des gegenseitigen Augenabstandes ist. Ferner sei auch hier schon darauf hingewiesen, daß der gegenseitige Augenabstand mit Hilfe der beschriebenen Visiervorrichtung am Stereoskopokular selber sehr genau ermittelt werden kann (s. S. 107). Das Okular ist in den Abb. 22 und 23 wiedergegeben.

Zusammenfassendes über die Benutzung der Apparate.

Die Benutzung des Aufnahmeapparates und des Stereoskops gestaltet sich danach recht einfach. In die Rinnen des Kassettenschubfachdeckels werden entsprechend dem gegenseitigen Augenabstand Bleikügelchen (Schrot) mit Pflaster eingeklebt, so daß der Abstand der 4 Kügelchen von der punktierten Mitte genau der halben Augendistanz gleich ist (wenn nicht mit Basisvergrößerung gearbeitet werden soll, wobei der Abstand jedes Schrotkorns von der Mitte gleich der halben Basis zu machen ist). Ist die Röhre nach der oben angegebenen Weise richtig zentriert und die richtige von den drei möglichen Kassettenlagen gewählt worden, worüber kein Zweifel möglich ist, so steht die Antikathode bei jeder der beiden Aufnahmen senkrecht über einem der 4 Schrotkörner und deren auf die Platte sich abzeichnendem Schatten. Nach Fixierung legt man jede Platte mit dem Fußpunkt (aus der Plattenlage bei der Aufnahme geht ohne weiteres hervor, welches der vier Schatten der Fußpunkt ist) auf den Punkt der Milchglasscheibe des Stereoskops und achtet darauf, daß der gegenüberliegende Schattenpunkt der Platte auf den der Milchglasscheibe eingeritzten Strich fällt[1]). Nun hat man, entgegen dem Verfahren von Hasselwander, den großen Vorteil, daß gar keine weiteren Justierungen mehr nötig sind, daß diese vielmehr ein für allemal in die Apparate hineinverlegt wurden. Es ist durch eisengegossene Hilfsapparate, die bei der Firma bleiben, dafür gesorgt, daß jeder Teil der gelieferten tereoskope eine strenge Orthomorphie des Raumbildes gewährleistet, wenn nur die Aufnahmen mit richtig zentrierter Röhre gemacht wurden und der Betrachtungsabstand gleich dem Aufnahmeabstand genommen wird, was an den Skalen ohne weiteres abgelesen werden kann. Bei dem Hasselwanderschen Verfahren[2]) hingegen muß nach Aufbringen der Platten auf den Plattenträger erst die eine Platte und dann die andere mit Hilfe eines verschieblichen Plattenträgers und der vor dem Beschauer stehenden Meßmarken richtig eingestellt werden, wobei man jedesmal wieder die gleiche Arbeit und Sorgfalt der Justierung anwenden muß, die bei meinem Verfahren ein für allemal von der Firma bei der Herstellung des Apparates verwendet wurde. Der Apparat wurde so fest gebaut,

---

[1]) Sollte einer dieser Schattenpunkte dadurch verdeckt sein, daß etwa gerade ein Geschoß über dem Fußpunkt lag, so kann man sich leicht mit dem Zirkel mit Hilfe der beiden anderen Schattenkreise der übrigen Schrotkörner den Fußpunkt konstruieren. Oder man zeichnet sich auf die Milchglasscheibe entsprechend vier Punkte auf. Wegen der Notwendigkeit, den Apparat an die verschiedenen Augenabstände anzupassen, wurden auf den Milchglasscheiben nicht schon gleich vier Punkte angegeben, sondern ein Punkt und ein Strich, durch die die Plattenlage ganz eindeutig für alle Fälle passend gegeben ist.

[2]) Auch Drüner wendete sich neuerdings der unmittelbaren Raumbildmessung zu. Er stellt die einzelnen Teile seines Apparates auf eine Tischfläche frei auf und er muß daher ähnlich wie Hasselwander durch Hin- und Herschieben und Neigen des Plattenträgers die richtige Stellung der Platten mit Hilfe von an dem Raumbildort aufgestellten Marken auffinden.

daß eine Veränderung der Einstellung seiner Teile nicht in Frage kommt. Ich glaube, daß in der von mir durchgeführten Weise das Verfahren wesentlich einfacher und schneller vonstatten geht, ohne daß wesentliche Vorteile aufgegeben werden. Es kommt aber bei der unmittelbaren Raumbildmessung alles darauf an, daß die Einstellung der Platten in die meßbereite Stellung möglichst einfach und sicher herzustellen ist. Die ganze Raumbildmessung hat ja keinen Zweck, wenn sie nicht genau ist, oder doch wenigstens grobe Fehler mit Sicherheit ausschließt[1]). Gerade bei der großen Arbeitsüberlastung, die gegenwärtig in vielen Röntgenlaboratorien herrscht, ist es von großem Wert, wenn bei der Benutzung von Methoden oder Apparaten möglichst wenige Überlegungen nötig sind, von denen die Richtigkeit des Ergebnisses abhängt. Deshalb hielt ich für nötig, diese Überlegungen gewissermaßen in die Apparate hineinzuverlegen und dem Benutzer abzunehmen, so weit sich das durchführen läßt. Es bleibt dabei für den, der sich selbständig näher mit der Methode beschäftigen will, noch reichlich Spielraum, und ich hoffe, daß der Nachteil eines öden Schematismus vermieden wurde, der wissenschaftlich denkende Benutzer der Apparate gewiß nicht befriedigen würde.

Besonderheiten der stereoskopischen Betrachtung.

Bei der Anwendung dieser stereoskopischen Methode erhält man, wie aus der Beschreibung ihrer Grundlagen hervorging, ein objektgleiches Raumbild und damit einen so sicheren Anhalt für Raumschätzungen, wie er überhaupt an Röntgenaufnahmen zu erreichen ist.

Es wurde nun schon darauf hingewiesen, daß diese Größenschätzungen am Raumbilde doch nicht ebenso genau das Richtige zu treffen brauchen, als ob wir das Objekt selber vor uns hätten. Der Begriff des physiologisch bedingten Raumeindruckes muß von dem des geometrischen Raumbildes unterschieden werden. Zunächst kommt in Betracht, daß überhaupt das mittels Röntgenaufnahmen gewonnene Raumbild anfangs etwas Fremdartiges an sich hat, weil wir ja

---

[1]) Es wäre von großem Interesse, festzustellen, wie genau sich die Messungen nach Hasselwander ausführen lassen.

das dargestellte Objekt bei freier Betrachtung doch wesentlich anders sehen, wie es im Raumbild erscheint, nämlich nicht durchsichtig sondern nur in seiner Oberfläche, die gerade im stereoskopischen Raumbild bei Röntgenaufnahmen wenig zur Darstellung gelangt. Die Zartheit des Gebildes, das bei der stereoskopischen Betrachtung vor uns zu schweben scheint, könnte ein weiterer Grund dafür sein, daß wir nicht sofort dies Gebilde in die richtige oder auch nur eine bestimmte Entfernung zu verlegen vermöchten. Sobald aber der Raumeindruck in eine unzutreffende Entfernung verlegt wird, werden auch Täuschungen über Höhen-, Breiten- und Tiefenerstreckungen entstehen. Bei Anwendung unverkleinerter Aufnahmen, nämlich der ursprünglichen Negative selbst, kann allerdings in der Röntgenstereoskopie Vieles nicht in Betracht kommen, was den Entfernungseindruck bei der Betrachtung verkleinerter Lanschaftsbilder, besonders von Papierkopien, so unsicher macht. Denn das Raumbild liegt bei letzteren hinter der Platten- oder Papierfläche; das deutlich sichtbare Korn und kleine Schäden der Fläche erschweren dann aber den richtigen Entfernungseindruck. Bei der Röntgenstereoskopie hingegen erscheint der Körper vor der (virtuellen) Plattenebene und wir wissen, daß der Körper auf der Platte auflag, daß also die weitest entfernt gelegenen Punkte des Körpers nahe an der Plattenebene liegen, deren Abstand uns aus dem Aufnahmeabstand bekannt ist. So bestehen im Röntgenverfahren besonders günstige Umstände, die der Raumschätzung am tautormorphen Raumbild eine sehr beträchtliche Sicherheit verleihen. Gerade in diesem Zusammenhang ist es nicht gleichgültig, wie groß wir den Aufnahmeabstand wählen. Nach Heine ist bei kleineren Objekten gerade bei einer Entfernung von 30—50 cm der Raumeindruck ein der Wirklichkeit am meisten entsprechender. Bei größerer Entfernung tritt eine Unterschätzung dieser Entfernung und damit eine falsche Tiefendeutung ein. Wir tun also gut, z. B. eine stereoskopische Schädelaufnahme aus etwa 50 cm Entfernung zu machen, um einen möglichst richtigen Raumeindruck bei der stereoskopischen Vereinigung zu erhalten. Das ist ja auch ungefähr die Entfernung, in der wir einen wirklichen Schädel bei der Betrachtung vor uns zu halten pflegen. Wir werden sehen, daß die Methode der unmittelbaren Raummessung davon unabhängig ist, ob der stereoskopische Raumeindruck dem Raumbild entspricht; immerhin aber ist es doch gut, diejenigen Bedingungen zu erfüllen, unter denen auch schon bei der bloßen stereoskopischen Betrachtung die Raumschätzungen möglichst richtig werden.

Daß an einem heteromorphen Raumbild, welches also dem Objekt weder kongruent noch geometrisch (modellartig) ähnlich ist, die Raumschätzungen auf jeden Fall einen nur sehr geringen Wert haben, sei nochmals hervorgehoben. Sind einmal die Apparate nach den richtigen Grundsätzen gebaut, so macht die Herstellung eines richtigen, objektgleichen Raumbildes keine größeren Schwierigkeiten, wie die eines verzerrten in den meist üblichen Verfahren.

Nur eine Abweichung von der Orthomorphie des Raumbildes ist oft für die Betrachtung von großem Nutzen, nämlich die pseudoskopische Einstellung, die wir dadurch erhalten, daß

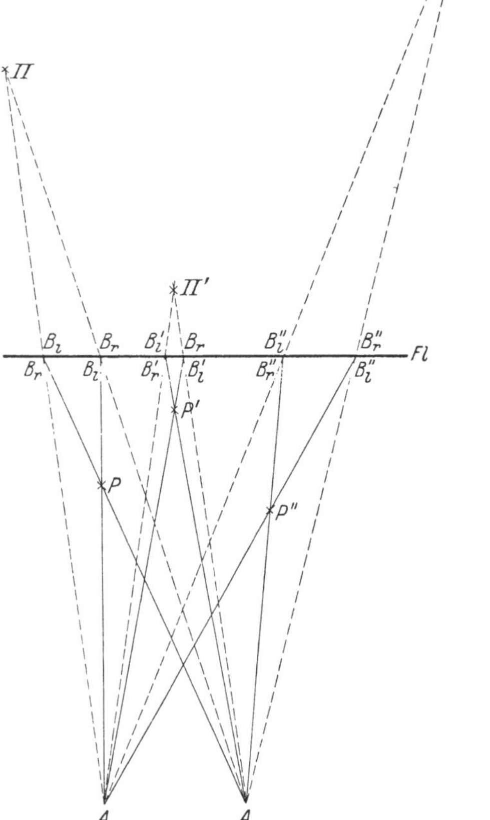

Abb. 24. Pseudoskopische Anordnung.

Durch Betrachtung der für das linke Auge bestimmten Bildpunkte B_l mit dem rechten Auge A_r und der für das rechte Auge bestimmten Bildpunkte B_r mit dem linken Auge A_l entsteht statt des orthomorphen Raumbildes P, P', P'' das pseudomorphe (II), (II'), (II''). Dies ist außerdem spiegelbildlich gegen das erstere verändert, es ist seitenverkehrt. Weitere Erklärung im Text und in Anm. S. 7º.

wir dem rechten Auge die linksäugigen Bildpunkte bieten, dem linken die rechtsäugigen. Das läßt sich durch Vertauschen der Platten am Spiegelstereoskop leicht erreichen. Die geometrischen Verhältnisse gibt Abb. 24 wieder. In A_l und A_r befinden sich die Augen. In die Projektionsfläche Fl sind die zugeordneten Bildpunkte (beim Spiegelstereoskop in den virtuellen Plattenbildern enthalten) eingetragen, und zwar entsprechen der orthomorphen Einstellung die unter der Linie Fl angebrachten Bezeichnungen B_r B_l usw., der pseudomorphen die über der Linie stehenden. Man sieht, daß diese Bezeichnungen sich nur durch den Index r und l unterscheiden. Während die Schnittpunkte P, P', P'' in bekannter Weise das orthomorphe Raumbild darstellen, ist das pseudomorphe Raumbild, die „konvertierte Form" Wheatstones, durch die Punkte Π, Π', Π'' wiedergegeben. Die Abbildung läßt leicht erkennen, daß bei der pseudoskopischen Anordnung die Tiefenwerte vertauscht sind; der ganze Körper schwebt hinter der Plattenebene, und er wendet uns beispielsweise den Rücken zu, wenn bei der Aufnahme der Bauch den Antikathoden zugewendet war und mithin bei der richtigen Betrachtung auch dem Beschauer zugewendet erscheinen muß. Ferner sind die Strecken und Winkel verändert worden. Die Tiefenerstreckung ist vermehrt. Diese pseudoskopische Vereinigung zweier stereoskopischer Flächenbilder kann auch bei Landschaftsaufnahmen ausgeführt werden und führt dann zu Widersprüchen zwischen dem Tiefeneindruck und der Linienverdeckung; der eigentlich fernere Berg erscheint näher, wird aber doch in den Linien vom eigentlich näheren, aber ferner erscheinenden überdeckt, woraus wohl die Bezeichnung des „Trugbildes" entstanden ist. Eine so trügerische und in sich unmögliche Erscheinung ist nun das pseudoskopische Raumbild von Röntgenaufnahmen keineswegs, sondern es hat in sich einen ganz eindeutigen Sinn, da ja im Röntgenbild das Vor oder Hinter niemals an einer Flächenüberschneidung, an einer Verdeckung von Gegenstandsteilen beurteilt werden kann. Also können diese Dinge auch gar nicht in verwirrenden Gegensatz zu dem unmittelbaren Tiefeneindruck treten, und man wird mit Wheatstone am besten von einer „Umkehrung" sprechen. Niemals aber kann das pseudoskopische Raumbild objektgleich sein, sondern es ist vor allem in den Tiefenerstreckungen übertrieben. Gerade darin liegt nun aber wieder ein Vorteil für die Betrachtung, wenn es festzustellen gilt, ob zwei Gebilde des Körpers eben noch einen Tiefenunterschied haben; ist dieser im orthomorph eingestellten Raumbild vielleicht nicht mehr sicher wahrzunehmen, so kann im pseudomorphen Raumbild die Unterscheidung noch gelingen. Auch kann es für den Operierenden von Wert sein, sich mit Hilfe der stereoskopischen Aufnahmen einen Raumeindruck von der Lage der Teile bei Betrachtung des Körperteils abwechselnd von beiden Seiten zu verschaffen. Legt man z. B. einen an der linken Schädelseite Verwundeten mit der linken Seite auf die Kassette, so erhält man im Stereoskop bei richtiger tautomorpher Einstellung den Eindruck, als ob man durch die geöffnete rechte Schädeldecke durch das unsichtbare Gehirn hindurch auf die linke Schädelwand, und zwar auf deren Innenseite, sieht. Stellt man nun durch Vertauschen der Bilder das „tiefenverkehrte" (pseudoskopische) Raumbild her, so sieht man von außen auf die linke Schädeloberfläche und durch sie hindurch auf die inneren Teile, hat also dieselben Verhältnisse der Lagerung wie beim Operieren. Natürlich kann man schon bei der Aufnahme den Schädel in diesem Fall auf die rechte Seite lagern, doch wird dadurch in bekannter Weise das Schattenbild gerade der wichtigsten Teile, der verletzten linken Seite, wegen des großen Abstandes von der Platte weniger scharf und darum weniger gut verwertbar

Noch eine andere Abweichung von der objektgleichen Einstellung sei hier erwähnt. Wir können sie als spiegelverkehrt bezeichnen und in der Weise herstellen, daß wir sowohl jedem Auge die ihm nicht zugehörige Platte darbieten, als auch die Schichtseite mit der Glasseite den Platz auf dem Plattenträger tauschen lassen (Betrachtung vertauschter Platten von der falschen Seite; v. Wieser). Dadurch entsteht ein Raumbild, das dem Objekt in genau der gleichen Weise entspricht wie dessen Spiegelbild; Objekt und Raumbild sind sich spiegelbildlich gleich. Einen Vorteil bietet diese Einstellung nicht, einen wesentlichen Nachteil ebensowenig, wenn wir nur das am Raumbild rechts Erscheinende als links benennen und umgekehrt. Der einzige Nachteil besteht darin, daß bei unserer Anordnung auf den dem Beschauer zugewendeten Glasseiten etwas störende Reflexe auftreten können; um sie zu vermeiden, wurden eben bei der Aufnahme die Platten mit der Glasseite der Antikathode zugewendet[1]).

Um bei der Einstellung der Platten auf dem Stereoskop sicher zu sein, ein orthomorphes, weder tiefenverkehrtes noch seitenverkehrtes Raumbild vor sich zu haben, kann man in folgender Weise vorgehen. Man kann eine Bezeichnung der Platten als links oder rechts vor dem Entwickeln ganz unterlassen und braucht sich nur zu merken, ob der untersuchte Körperteil auf seiner rechten oder linken Seite der Kassette auflag (z. B. Kopf), auf dem Rücken oder Bauch, auf der Innen- oder Außenseite (z. B. Knie), und weiter ob die rechte oder linke Körperseite des Untersuchten aufgenommen wurde, sowie welches die Verschiebungsrichtung der Röhre war. Dann stellt man die Platten, mit der Schichtseite nach innen, so am Stereoskop ein, daß die Lage des Raumbildes zum Beschauer mit der Lage des Gegenstandes zu der Röntgenröhre übereinstimmt, und bezeichnet nunmehr die beiden Platten als links und rechts. Sollte versehentlich eine Platte oder beide falsch in die Kassette gelegt worden sein, d. h. mit der Schichtseite nach oben, so ist das sogleich daran kenntlich, daß bei Lagerung der Platte auf dem Stereoskop mit der Schichtseite nach innen die Lagerung des Raumbildes mit der des Objektes bei der Aufnahme nicht übereinstimmt. Durch Wendung der Platte ist der Fehler leicht behoben. Nach kurzer Einarbeitung in die Methode ergibt sich die richtige Einstellung ohne jede Schwierigkeit.

Daß der Betrachtungsabstand genau dem Aufnahmeabstand entsprechen muß, wurde schon betont. Ist der Betrachtungsabstand zu

---

[1]) Richtet man die Aufnahmen so ein, daß die Glasseite auf den Plattenträger des Stereoskops kommt, so hat man noch den weiteren großen Vorteil, daß man die noch ganz nassen Platten zur Messung verwenden kann, nachdem sie nur auf der Glasseite etwas abgewischt wurden.

Auch ein pseudoskopisches Spiegelbild läßt sich erhalten, wenn man die Platten vertauscht und von der Rückseite betrachtet. Im ganzen liegen vier Möglichkeiten vor (vgl. hierzu die schematischen Abbildungen bei v. Wieser):

1. Raumbild orthomorph, seitenrichtig. Die Platten sind unvertauscht und von der vorderen Seite aus betrachtet.
2. Raumbild pseudomorph, seitenrichtig. Die Platten nicht vertauscht, aber von der Rückseite betrachtet.
3. Raumbild orthomorph, seitenverkehrt. Platten vertauscht und von der Rückseite betrachtet.
4. Raumbild pseudomorph, seitenverkehrt. Platten vertauscht, von der Vorderseite betrachtet.

Unter „Vorderseite" der Platte ist hier diejenige verstanden, die bei orthomorphem und seitenrichtigem Raumbild dem Beschauer zugewendet wird, in unserem Falle also die Schichtseite.

klein oder zu groß, so kann kein orthomorphes Raumbild zustande kommen. Denn z. B. eine Verkleinerung des Abstandes wirkt wie eine „Fernrohrvergrößerung", d. h. wie Betrachtung durch ein schwach vergrößerndes Fernrohr, und bei Vorhandensein einer Fernrohrvergrößerung ist bei optischen Instrumenten ein orthomorphes Raumbild ausgeschlossen (v. Kries).

Schon mehrfach wurde im vorigen die Möglichkeit berührt, die Gleichheit von Aufnahme- und Betrachtungsbasis aufzugeben, ohne daß damit eine Verzerrung des Raumbildes einhergeht. Vielmehr kommen, wie kurz erwähnt wurde, bei Vergrößerung der Aufnahmebasis modellartige Wirkungen zustande; das Raumbild entspricht dem Objekt genau so, wie ein verkleinerter Gipsabguß einer größeren Statue, es ist ihm in den Winkeln gleich, während die Strecken alle um das gleiche Proportionalmaß verkleinert sind. Das Raumbild ist mit anderen Worten dem Objekt gegenüber geometrisch ähnlich und verkleinert. Die Grundlagen hierfür läßt die Abb. 25 erkennen, die hauptsächlich für den linken Teil der Stereoskopanordnung ausgeführt ist. In *Pl* liege die eine Platte der mit der Basis *b* gemachten Aufnahme, die durch den Spiegel *Sp* mit den Augen A_l und A_r betrachtet werde. Der Raumbildpunkt des Plattenbildpunktes *B* liege in *P*.

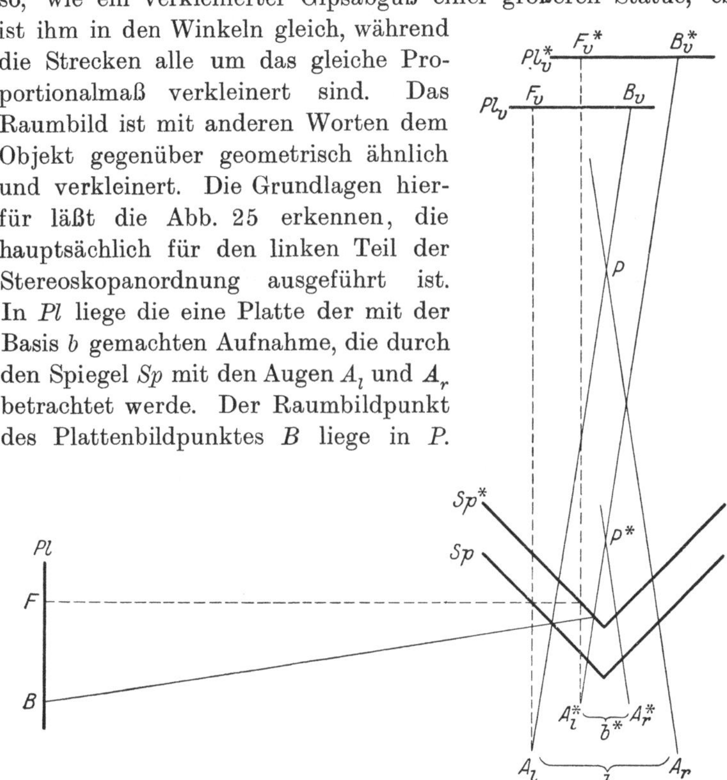

Abb. 25. Modellwirkung bei Änderung der Betrachtungsbasis.
(Erste Möglichkeit der Anordnung für Betrachtung mit abweichender Basis.
s. Abb. 26).

Sieht jetzt ein anderer Beobachter mit der Augenbasis b^* in das Stereoskop, nachdem das Spiegelpaar um den Betrag der halben Differenz der Augendistanzen zurückgeschoben und die Augen an die Orte A_r^* und A_l^* gebracht wurden, so entspricht jetzt den Bildpunkten B der Raumbildpunkt P^*. Ist, wie in der Zeichnung, das Verhältnis der beiden Betrachtungsbasen $3:1$, so ist P dreimal so weit von b entfernt wie P^* von b^*, und die weitere Durchkonstruktion würde ergeben, daß auch die Größe des bei P^* liegenden Raumbildes genau $^1/_3$ von dem bei P liegenden sein würde. Auch in diesem Falle kann also das Raumbild als richtig gestaltet, als orthomorph nach v. Rohrs Ausdrucksweise, bezeichnet werden, aber es ist dem Objekt nur in den Winkeln gleich geblieben, während die Strecken im Verhältnis der Änderung der Betrachtungsbasis verkleinert wurden. Für den Beobachter b^* ist das Raumbild des Gegenstandes so gestaltet, als ob nicht der Gegenstand selbst mit der Basis b, sondern ein verkleinertes Modell desselben mit der Basis b^* aufgenommen worden wäre[1]).

Führt man nun auf Grund eines solchen Modellraumbildes bloße Größenschätzungen aus, so hat man nicht nur den Modellmaßstab, der oben also $1:3$ beträgt, zu berücksichtigen, sondern auch die mögliche Abweichung des Raumeindruckes von dem Raumbild. Hierdurch wird natürlich eine solche Schätzung etwas unsicher. Wir werden sehen, daß unser einfaches stereoskopisches Meßverfahren sogleich alle Schwierigkeiten in dieser Richtung beseitigt.

Einfacher ist wieder der Sachverhalt, wenn wesentlich ge-

---

[1]) Kann man also bei dieser Basisänderung kurz von einer Modellwirkung sprechen, so ist hier wiederum hervorzuheben, daß zunächst nur das Raumbild ein verkleinertes Modell darstellt, daß aber damit noch nicht der Raumeindruck einem Modell zu entsprechen braucht. Auch hier liegen über die Übereinstimmung des Eindrucks mit dem Raumbild oder ihr Auseinandergehen noch keine Untersuchnngen vor. Bei Landschaftsaufnahmen oder bei der Landschaftsbetrachtung mit dem Helmholtzschen Telestereoskop, bei dem im Wesen dieselben Beziehungen vorliegen, scheinen sich die verschiedenen Beobachter ungleich zu verhalten; während die einen von dem Raumbild auch richtig den Eindruck eines verkleinerten Modells erhalten, ist das bei anderen nicht der Fall, und die Bedingungen für das eine oder andere Verhalten, die subjektiv begründet sind, lassen sich noch nicht allgemein angeben.

ringere Unterschiede zwischen b und b^* vorliegen, wenn also etwa ein Beobachter· mit dem seitlichen Augenabstand von 6 cm ein Plattenpaar betrachtet, das mit 7 cm Basis aufgenommen wurde. Jetzt werden die Gesamtentfernung und die Streckenmaße des Raumbildes für den Betrachter in $^6/_7$ natürlicher Größe erscheinen, und es ist viel weniger Anlaß dazu geboten, daß der Seheindruck stark von den Maßen des Raumbildes abweicht.

Welches sind nun aber, von dieser Anwendung abgesehen, die Vorteile eines modellartigen Raumbildes? Es könnte zunächst so scheinen, als ob die Verkleinerung des Raumbildes nur Nachteile bringen würde, oder zum mindesten diese durch seine gleichzeitige Annäherung an den Beobachter nur eben aufgehoben würden. Daß aber die Ausnutzung der monokularen Sehschärfe bei dem kleinen objektähnlichen Raumbild ganz dieselbe ist wie bei dem objektgleichen, geht einfach daraus hervor, daß in beiden Fällen die Netzhautbilder gleiche Größe haben, da der Abstand der Platten von den Augen derselbe geblieben ist. Aber die binokulare Tiefenunterscheidungsfähigkeit wird bei einer Aufnahme mit größerer Standlinie besser ausgenutzt wie bei der, die mit der Basis der Augendistanz hergestellt wurde. Ein eben noch als Tiefenunterschied auffaßbarer parallaktischer Unterschied in beiden Bildern entspricht einem um so größeren Tiefenunterschied, je kleiner die Basis der Aufnahme war. Denken wir uns selbst mit Augen versehen, deren seitlicher Abstand sich, etwa durch Anordnung der Augen auf beweglichen Stielen, vergrößern ließe, so würde dadurch der parallaktische Unterschied in beiden Netzhautbildern für eine bestimmte Tiefenerstreckung vergrößert werden und diese letztere dadurch weiter von der Grenze des Tiefenunterscheidungsvermögens abrücken. Dabei wäre es ohne Belang, ob uns bei dieser als willkürlich einstellbar gedachten Basisvergrößerung die betrachteten Gegenstände in gleicher oder modellartig verkleinerter Größe erscheinen würden. Mit dem schon erwähnten Helmholtzschen Telestereoskop läßt sich auf optischem Wege eine Erweiterung des Augenabstandes bei der Betrachtung von Gegenständen erreichen, wodurch die gleiche Begünstigung der Tiefenwahrnehmung erfolgt wie bei der gedachten seitlichen Verstellbarkeit der Augen selber, wenn auch der Einfluß, den die Basisvergrößerung in beiden Fällen auf den Größeneindruck der Gegenstände haben würde, nicht der gleiche zu sein braucht.

Es wird also eine Vergrößerung der Basis über den Wert des seitlichen Augenabstandes dann zweckmäßig sein, wenn sehr geringe Tiefenunterschiede möglichst genau festzustellen sind, also etwa der Abstand eines nach innen gedrungenen Knochensplitters vom Schädeldach.

Es liegt nun die Frage nahe, ob es nicht auch gelegentlich zweckmäßig sein kann, mit einer geringeren Standlinie die Aufnahme zu machen und sie mit einer größeren Standlinie zu betrachten, also etwa die Aufnahmebasis 3 cm lang zu wählen, bei einer Betrachtungsbasis (seitlichem Augenabstand) von 6 cm. Marie und Ribaut haben hierhergehörige Vorschriften gegeben. Nach ihnen soll die Aufnahmebasis in einem bestimmten Verhältnis zur Dicke des Körpers stehen. Aber diese Frage läßt sich nicht so einfach schematisch erledigen. Nehmen wir an, es solle eine Erkrankung oder Verletzung an der Lendenwirbelsäule festgestellt werden, so können wir die Röntgenaufnahmen in Rückenlage vornehmen und die Verhältnisse so auffassen, als ob die Wirbelsäule gar nicht von den Baucheingeweiden bedeckt wäre; für die stereoskopische Aufnahme an sich kommt es mithin auf die Dicke dieser Körpergegend gar nicht an. Ebenso verhält es sich bei Aufnahmen der Brustwirbelsäule; man wird bei dem stereoskopischen Raumbild durch das nur wenig sichtbare Sternum und die Rippen hindurchsehen und braucht sich wiederum bei der stereoskopischen Aufnahme um den Dickendurchmesser des Thorax gar nicht zu kümmern, wie es nach der Vorschrift der genannten Autoren der Fall sein müßte. Anders aber, wenn aus irgendeinem Grunde der Rücken in Bauchlage des Kranken stereoskopisch aufgenommen werden sollte; nun kann bei Annahme eines sehr starken Thorax die Wirbelsäule beispielsweise bis auf 20 cm an die Antikathoden herankommen, wenn wir wiederum an dem Plattenabstand von 50 cm festhalten. Das Raumbild würde in der gleichen ungewohnten Nähe vor unseren Augen schweben und der Raumeindruck könnte ein irreführender sein, weil er unwillkürlich in eine größere, uns bei der Betrachtung so großer Gegenstände gewohntere Entfernung ver-

legt würde. Nehmen wir nun in diesem Fall die Aufnahme-
standlinie etwa zu 3 cm, während unsere Augendistanz 6 cm
sei, so würde bei richtiger Einstellung der Bilder im Stereoskop uns in der Entfernung von 40 cm das Raumbild der
Wirbelsäule in doppelter Größe vorschweben (das Modell ist
also dem Gegenstand gegenüber vergrößert), und es wäre
möglich, daß jetzt auch der Raumeindruck besser dem Raumbild
entspräche, während wir allerdings an Tiefenauflösungsvermögen
in diesem Falle verlieren würden. Ich glaube also nicht, daß
es berechtigt ist, schematisch die Aufnahmebasis nach der
Dicke des Körperteils zu richten, sondern daß man nur sehr
selten gut tun wird, zu einer Verkleinerung der Aufnahmebasis der Augendistanz gegenüber zu
greifen. Dies gilt um so mehr, wenn
wir nicht bei der bloßen Raumschätzung
auf Grund orthomorpher (objektgleicher
oder objektähnlicher) Raumbilder stehen
bleiben, sondern stets die Messung als
wesentlichsten Mitbestandteil der stereoskopischen Röntgenmethode betrachten.

Es gibt noch eine zweite Möglichkeit, stereoskopische Röntgenaufnahmen
richtig zu betrachten, obwohl die Betrachtungsbasis (gegenseitiger Augenabstand) nicht mit der Aufnahmebasis
übereinstimmt. Doch setzt diese Mög-

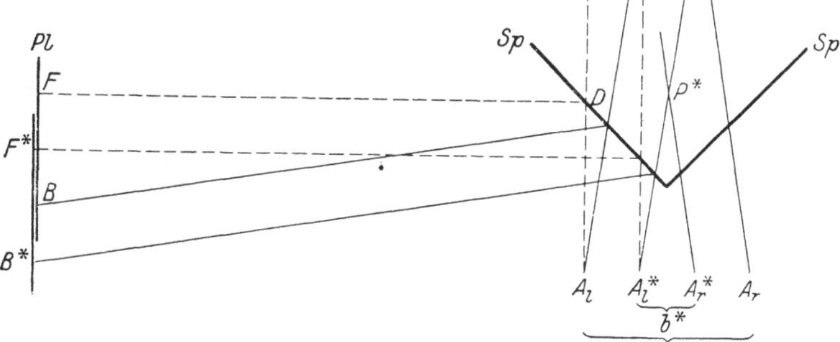

Abb. 26. Zweite Möglichkeit der Anordnung für Betrachtung
mit abweichender Basis (vgl. Abb. 25).

lichkeit voraus, daß sich die Platten in ihrer Ebene verschieben
lassen. Abb. 26 gibt die Verhältnisse schematisch wieder. Es sei b
die Aufnahmebasis. Wird mit dieser auch betrachtet, so liegt ein
Raumbildpunkt z. B. in P, wenn der Bildpunkt B betrachtet
wird. Soll hingegen mit der kleineren Basis b^* betrachtet
werden, so sind die Platten um den Betrag BB^* parallel zu
verschieben, damit der Raumbildpunkt nach P^* gelangt und
Homöomorphie bestehen bleibt. Die Spiegel selber können
bei dieser Methode unverschoben bleiben. Bringt man an der
Plattenverschiebung eine Skala an, so ist leicht die erforderliche Plattenstellung richtig zu finden. Da man aber an beiden
Platten einstellen müßte und außerdem noch eine Verschiebung
der Visiere am Spiegelteil vorzunehmen wäre, mit Hilfe deren
die Drehpunkte der Augen wieder richtig gelagert werden
können, zog ich die erstere Methode (Abb. 25) vor, bei der
man mit einer einzigen ablesbaren Einstellung, der am Spiegelteil, auskommt.

Hasselwander verwendet die hier als zweite bezeichnete Methode.
Er verzichtet auf ablesbare Einstellungen und muß infolgedessen sich
die Richtigkeit des Raumbildes mit am Ort des Raumbildes aufgestellter
Meßmarke aufsuchen.

V. Stereoskopische Meßverfahren an Röntgenaufnahmen.

Ebenso wie schon die Entstehung des stereoskopischen
Raumbildes bei Röntgenaufnahmen im wesentlichen die gleiche
ist, wie bei gewöhnlichen photographischen Aufnahmen, so lassen
sich in beiden Fällen auch die gleichen Meßverfahren anwenden.
Es hängt nur von den besonderen Aufgaben beider Verfahren
ab, welche Meßmethode wir bei jedem für die zweckmäßigste
halten müssen.

So kann man auch in der messenden Röntgenstereoskopie
auf verschiedenen Wegen zum Ziele gelangen, und es kommt
bei der Wahl etwas auf die besonderen Ansprüche und Nei-
gungen an, die man hat. Für genaueste Ausmessungen sind
andere Verfahren besser, wie für Feststellung nur weniger
Strecken- und Winkelmaße, wie sie meistens für diagnostische
und operative Zwecke genügen, die in unserer Darstellung im
Vordergrunde des Interesses stehen. Demnach möge es nicht
als eine Verkennung des Wertes anderer Methoden aufgefaßt

werden, wenn hier nur eine Methode eingehender berücksichtigt wird, die anderen hingegen nur in ihren Grundlagen berührt werden.

Einfachste Messungen und Beziehungen zu den geometrisch-rechnerischen Verfahren zur Ortsbestimmung.

Die allgemeinen Regeln der stereoskopischen Messung wurden schon früher auseinandergesetzt. Es handelte sich im wesentlichen um eine Bestimmung der stereoskopischen Parallaxe p, sowie der Bildpunktkoordinaten x und y, aus denen dann die Raumpunktkoordinaten Z, X und Y zu berechnen waren. Alle drei Grundwerte können mit einem Zirkel aus den Platten entnommen werden, auf denen im Fußpunkt ein Koordinatenkreuz einzuzeichnen wäre. Obwohl dies einfachste Verfahren, bei dem also die eigentliche stereoskopische Vereinigung der Aufnahmen hinwegfiele, zu ungenau wäre, sei doch etwas dabei verweilt, da sich hier die engen Beziehungen zu den geometrischen Verfahren der Ortsbestimmung ergeben, bei denen zwei Aufnahmen auf die gleiche Platte von etwas verschiedenen Standorten aus gemacht wurden. Wir können eine früher schon verwendete Abbildung zugrunde legen (Abb. 27, vgl. Abb. 4), in der in die Ebene Pl die beiden Stereoaufnahmen verlegt gedacht sind; in A_l und A_r befänden sich die beiden Antikathoden, in P und P' zwei Punkte des

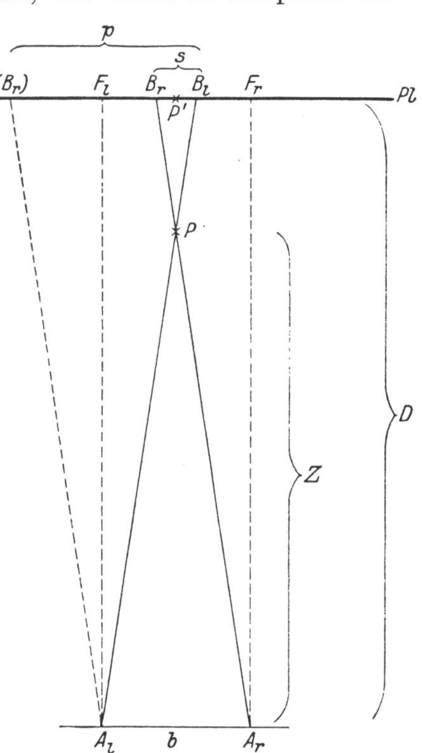

Abb. 27. Schema der geometrischen Ortsbestimmung.

Gegenstandes, deren Entfernung voneinander gemessen werden
soll. Der eine Punkt, P', liegt also bei der Röntgenaufnahme des
Gegenstandes der Platte dicht an. Der Abstand beider Punkte voneinander sei a. Nun ist für den Punkt P die Parallaxe $p = \dfrac{b \cdot D}{Z}$
und für den Punkt P' ist $p' = b$, da in diesem Falle $D = Z$ wird.
Bilden wir nun den Wert $p - p'$ (also den Unterschied der stereoskopischen Parallaxen der Punkte P und P'), so erhalten wir
aus den beiden vorstehenden Gleichungen $p - p' = \dfrac{b\,(D - Z)}{Z}$.
Dieser Wert wird kurz als parallaktische Differenz beider
Punkte bezeichnet und er ist, wie aus der Ähnlichkeit zweier
Dreiecke der Zeichnung hervorgeht, gleich der Strecke $B_r B_l$,
die wir früher mit s bezeichneten, also gleich dem gegenseitigen
Abstand zweier zugehöriger Bildpunkte. Nennen wir jetzt $D - Z$
wie früher a, setzen wir mithin $Z = D - a$ und lösen die
Gleichung nach a auf, so erhalten wir die für die geometrischen
Tiefenberechnungen gebrauchte Formel $a = \dfrac{D \cdot s}{b + s}$, mit der wir
den Abstand eines Gegenstandspunktes von einem auf der
Platte aufliegenden Punkte berechnen könnten. Während man
bei der Landschaftsvermessung die Abstände auf ein System
von drei Ebenen bezieht, die sich in dem einen Aufnahme-
standort schneiden, spielt bei den Messungen im Röntgenverfahren die Beziehung auf die Plattenebene eine größere Rolle,
so daß statt der Parallaxe die parallaktische Differenz benutzt
werden kann.

Würde man nun die beiden stereoskopischen Röntgenaufnahmen mit richtiger Lagerung der Fußpunkte aufeinander-
legen, so ließen sich die parallaktischen Differenzen ebensogut
mit dem Zirkel messen, wie an Doppelaufnahmen auf die gleiche
Platte und wir hätten den Vorteil, die einander zugehörigen
Bildpunkte besser zu erkennen, da die Schattenbilder nur einmal belichteter Platten schärfer sind.

Ebenso wie bei der Vermessung gewöhnlicher photographischer Aufnahmen können wir nun auch im Röntgenverfahren
zu wesentlich genaueren Ergebnissen kommen, wenn wir statt
dieser nicht eigentlich stereoskopischen Messung, die an den
aufeinander gelegten Platten oder auch an beiden Platten ge-

trennt durchgeführt werden kann, die Stereoskopie zur Aufsuchung zusammengehöriger Bildpunkte der beiden Aufnahmen zu Hilfe nehmen. Dadurch wird einmal die Genauigkeit der Messung wesentlich erhöht, da wir an den Hilfsapparaten die Stellungen bis auf Bruchteile von Millimeter ablesen können, wenn wir die Methode der wandernden Marke verwenden, und außerdem gelingt es bei der stereoskopischen Methode viel sicherer, auch dann die zugehörigen Bildpunkte zu finden, wenn sie nur schwach sich abhebende Schatten sind, die bei der Betrachtung der einzelnen Platte oder der aufeinandergelegten Platten der Aufmerksamkeit und richtigen Beurteilung entgehen würden.

Methode der wandernden Marke.

Diese hervorragende Methode, die wohl als die genaueste von den vorhandenen stereoskopischen Meßmethoden bezeichnet werden darf, wurde an Röntgenbildern zuerst von Marie und Ribaut verwendet. Sie läßt sich mit verhältnismäßig einfachen Mitteln an verkleinerten stereoskopischen Aufnahmen zeigen, denen man bei der Betrachtung, etwa durch ein Zeißsches Linsenstereoskop, das Stereomikrometer auflegt, das schon oben besprochen wurde. Es sei betont, daß hierin keineswegs eine für den praktischen Gebrauch geeignete Methode empfohlen werden soll, da es als praktisch unerläßlich bezeichnet werden muß, daß die ursprünglichen unverkleinerten Negativplatten auch in noch nassem, nur flüchtig gewässertem Zustand sofort zur Messung verwendet werden können. Andererseits ist man aber bei der Mitteilung von Ergebnissen der stereoskopischen Methoden sehr häufig zur Veröffentlichung von verkleinerten Aufnahmen geschritten, die für die Betrachtung in gewöhnlichen Linsenstereoskopen oder kleinen Prismenstereoskopen gedacht sind. Würde man bei diesen Bildern die Bedingungen der Aufnahme und der Verkleinerung genau angeben, und würde man die beiden Einzelbilder bis auf eine gegenseitige Fußpunktsentfernung von etwa 6 bis 7 cm zusammenschieben, so ließen sich solche Abbildungen zu lehrreichen Messungen mit dem Stereomikrometer verwenden und sie würden mithin viel besser ausgenützt, als es bis jetzt der Fall ist. Vor allem müßten auch die Fußpunkte auf den

Bildern eingezeichnet sein. Schon Eijkman wies darauf hin, wie wünschenswert solche näheren Angaben sein würden. Auch Lambertz erörterte die Möglichkeit, an verkleinerten Aufnahmen Messungen mittels der Parallaxe auszuführen.

Will man sich über die Anwendung des Zeißschen Stereomikrometers unterrichten, so kann man beispielsweise die Aufnahmen verwenden, die Beck[1] veröffentlichte. Vor allem kann man dabei auch beobachten, daß sich an Schatten genaue Einstellungen vornehmen lassen, die so fein sind, daß es bei getrennter Beobachtung beider Bilder nicht möglich wäre, die zugeordneten Bildpunkte aufzufinden. Es kann hier auf das Bild eines Radiussarkoms (Taf. XX), auf Aufnahmen des Neugeborenenschädels verwiesen werden, an denen mit dem Stereomikrometer Raummessungen vorgenommen werden können, die mit den nichtstereoskopischen Methoden schlechterdings unausführbar sind. Es sei dann noch erwähnt, daß man auch ohne Herstellung verkleinerter Platten das Stereomikrometer zur Messung verwenden könnte, nämlich bei Benutzung des Walterschen Linsenstereoskops zur Betrachtung der ursprünglichen Platten. Bei diesem Apparat werden vermittelst eines photographischen Objektivs von den nebeneinander liegenden ursprünglichen Negativplatten reelle verkleinerte Bilder in die Luft entworfen und auf deren Bildfeldebene wird ein zur Betrachtung kleiner Bilder geeignetes gewöhnliches Linsenstereoskop eingestellt. Würde man nun in dieser Ebene der verkleinerten Bilder das Stereomikrometer aufstellen, so ließen sich an den reellen verkleinerten Luftbildern der ursprünglichen Negative in gleicher Weise die Messungen vornehmen, wie an verkleinerten Positiven, deren Herstellung mithin erspart bleiben würde.

Zur Vermessung der ursprünglichen unverkleinerten Aufnahmen mit der wandernden Marke eignet sich am meisten das Vierspiegelstereoskop, etwa in der von Drüner gebauten vollendeten Form[2]. Da bei dieser die Platten nebeneinander in der gleichen Ebene liegen, könnte ein entsprechend vergrößertes Stereomikrometer verwendet werden. Oder es könnten die Prinzipien des Stereokomparators in Anwendung kommen, nämlich die Betrachtung durch ein Mikroskop mit feststehenden Marken in der Bildfeldebene und Verschiebung der Platten selber, wodurch, wie oben auseinandergesetzt, die gleiche Wirkung der wandernden Marke hervorgerufen wird.

Des weiteren sei hier auf Drüner verwiesen, der Methoden zum praktischen Gebrauch ausarbeitete.

---

[1] Fortschr. usw. **18**, Taf. XIX bis XXIII.

[2] Der Apparat ist von der Firma Siemens & Halske ausgeführt worden.

Eines der Verfahren von Drüner stellt insofern eine Abänderung des ursprünglichen Verfahrens der wandernden Marke dar, als die beiden Spitzen, die binokular zur Raumbildmarke verschmolzen werden, nicht in ihrem gegenseitigen Abstand verschieblich, sondern im Abstand korrespondierender Punkte der Plattenebene fest eingestellt sind; dafür werden sie nicht in der Plattenebene bewegt, sondern sie werden um eine gemeinsame, in der Plattenebene gelegene Achse über diese Ebene so gehoben, daß stets beide Stifte gleich hoch über den Platten stehen.

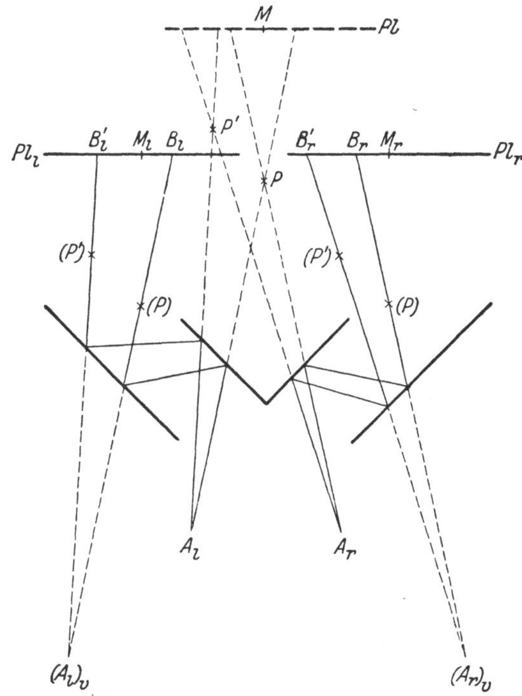

Abb. 28. Zum Drünerschen Meßverfahren.

Sobald nun die Raummeßmarke, die also durch gemeinsame seitliche Verschiebung und durch Hebung der beiden fest miteinander verbundenen Spitzen an jeden Punkt des Raumbildes gebracht werden kann, mit einem solchen Punkt zusammenfällt, wird der Meßzirkel in dieser Stellung festgestellt. Es wird dann der Ort der einen Zirkelspitze über der einen Platte mittels einer an einem kleinen Statif befestigten Spitze räumlich festgelegt, ein weiterer Raumbildpunkt ermittelt und nachher die Messung an den Statifspitzen vorgenommen. Dies Verfahren stellt eine große Vereinfachung des eigentlichen Verfahrens der wandernden

Marke dar, da die Rechnungen entfallen. Es unterscheidet sich aber streng von unserem später zu schildernden Verfahren der unmittelbaren Messung, das noch einfacher ist, dadurch, daß bei letzterem jeder Raumbildpunkt mit nur e i n e r Zirkelspitze ermittelt wird, während bei D r ü n e r s Verfahren stets z w e i Spitzen erst binokular zu einer einzigen Raumbildmarke verschmolzen werden. Deshalb ist es auch nur mit dem Verfahren der unmittelbaren Messung (s. u.) möglich, zwei Raumbildpunkte zu gleicher Zeit mit nur einem Zirkel in ihrer gegenseitigen Lage zu messen und einen Winkel sofort und ohne Hilfsstatife zu ermitteln. Die geometrischen Grundlagen der D r ü n e r schen Methode, die sein großes Stereoskop mit in einer Ebene nebeneinander liegenden Platten voraussetzt, gehen aus Abb. 28 hervor. In ihr mögen A_r und A_l zunächst die Antikathoden, Pl die Aufnahmeplatten und M deren Mittelpunkt, sowie P und P' zwei Objektpunkte darstellen. Bei der Betrachtung und Messung im Vierspiegelstereoskop seien dann A_r und A_l die beiden Augen und Pl_r sowie Pl_l die beiden im Stereoskop nebeneinander liegenden Platten, mit ihren Mittelpunkten M_r und M_l (nicht zu verwechseln mit den Fußpunkten). Durch die Stereoskopspiegel werden die virtuellen Plattenbilder nach Pl entworfen, während die virtuellen Bilder der Augen des Betrachters in $(A_r)_v$ und $(A_l)_v$ liegen, Legt man nun zunächst die beiden Spitzen des Zirkels auf die Punkte M_r und M_l der Platten Pl_r und Pl_l und hebt man nun die Zirkelspitzen um die frontale, in der Ebene der Platten liegende Achse, bis die Spitzen in (P) und (P) stehen, so decken sie sich mit den Plattenbildpunkten B_r und B_l und werden wie diese zum Raumbildpunkt P verschmolzen. Richtung und Abstand des Objektpunktes P ist aber vom Mittelpunkt der Aufnahmeplatten Pl genau derselbe, wie die des Punktes (P), des Ortes der Zirkelspitzen, von den Betrachtungsplatten Pl_r und Pl_l. Das gleiche gilt für einen anderen Punkt, etwa P', des Objektes oder des ihm orthomorphen Raumbildes. Durch die jeweilige Lage der fest in den Abstand $M_r M_l$ eingestellten Zirkelspitzen über den Betrachtungsplatten ist also die Lage der betreffenden Objektpunkte über den Aufnahmeplatten gegeben.

Diese Methode erfordert ebenso wie die unmittelbare Raumbildmessung eine genaue Einstellung des Augendrehpunktes am Stereoskop. Ihre Nachteile gegen die unmittelbare Raumbildmessung wurden schon berührt. Für beide Methoden ist ferner eine orthomorphe Einstellung des Raumbildes notwendig; diese läßt sich aber mittels des bei der unmittelbaren Raumbildmessung benutzbaren Zweispiegelstereoskops billiger und ebenso genau erreichen, wie bei dem für D r ü n e r s Methode erforderlichen Vierspiegelapparat.

Methode der schwebenden Marken.

Da die wandernde Marke, wenn sie strichförmig fein ist, sehr genau auf jeden Punkt des Raumbildes, der sich überhaupt erkennen läßt, eingestellt werden kann, und die Verschiebung der Marke sich äußerst genau ablesen läßt, so ist die Methode der wandernden Marke an Genauigkeit wohl kaum zu übertreffen. Dient schon bei der Landschaftsvermessung und Landschaftsbetrachtung die Methode der schwebenden Marken mehr zur ungefähren Entfernungsschätzung, so tritt sie auch im Röntgenverfahren an Bedeutung gegen vorige zurück. Ihre Grundlagen sind etwa folgende. Man stellt auf die im Aufnahmeapparat in gewöhnlicher Weise eingelegte Kassette einen Körper, der etwa einen Würfel darstellt; seine Flächen bestehen aus dünnem Holz, das bei Röntgenstrahlen so gut wie keinen Schatten wirft, und zwischen seinen sich parallel gegenüberstehenden Seiten seien in Abständen von 1 cm dünnste Drähte gezogen. Der große Würfel ist durch die Drähte also in kleinere Würfel von je 1 cm Seitenlänge eingeteilt. Von diesem Körper werden nun unter genau den gleichen Bedingungen stereoskopische Röntgenaufnahmen gemacht, unter denen sonst die Aufnahmen erfolgen, und bei der Betrachtung im Stereoskop werden die als Positive kopierten Aufnahmen des Würfels auf die Aufnahmen, die vermessen werden sollen, aufgelegt. Im Raumbild sehen wir nun nicht nur den zu vermessenden Körper, sondern dieser erscheint von den Drahtmaschen durchzogen, und wir können nun einfach an den schwebenden Linien von 1 cm Abstand die Maße des zu messenden Körpers ablesen. Werden die stereoskopischen Aufnahmen stets unter denselben Bedingungen, also der gleichen Basis sowie Stellung und Entfernung der Platte, vorgenommen, so kann das die schwebenden Marken enthaltende Plattenpaar immer wieder verwendet werden. Übrigens kann man auch auf rein konstruktivem Wege solche Bilder entwerfen, die im Raumbild einen „Meßkörper“ ergeben, an dem die Maße des durchdrungenen Raumbildes abgelesen werden können. Marie und Ribaut, Drüner, Gillet bildeten die Anwendung dieser Methode im Röntgenverfahren aus.

Abgesehen davon, daß die schwebenden Marken zwischen ihren Linien- oder Punktreihen nur Schätzungen der kleineren Unterschiede gestatten, dürfte es nachteilig sein, daß Einzelheiten des zu messenden Raumbildes durch die Linien oder Punkte des Meßkörperraumbildes überdeckt werden. Der Methode der wandernden Marke gegenüber besteht der Vorteil, daß die weiteren Rechnungen wegfallen.

Dem Plane unserer Darstellung entsprechend müssen hier diese wenigen Andeutungen über die Grundlagen dieser Methoden genügen und es sei vor allem nochmals auf die Arbeiten von Drüner verwiesen, die einen unentbehrlichen Führer für denjenigen sind, der weiter in dieses Gebiet eindringen will.

Unmittelbare Messung des Raumbildes.

Wesen des Verfahrens.

Trotz ihrer hohen Vorzüglichkeit haben sich die bisher besprochenen Meßmethoden in der Röntgenstereoskopie keine allgemeinere Geltung verschaffen können. Sie sind auch gewiß etwas umständlich und erfordern stets ein nicht geringes Maß von Überlegung und theoretischen Kenntnissen, die sich nicht ein jeder aneignen mögen oder stets gegenwärtig halten wird. Ein besonderer Nachteil scheint mir bei jenen Methoden darin zu liegen, daß die drei Ebenen, auf die ein Gegenstsandpunkt bezogen wird, sich im Ort der einen Antikathode schneiden, wie ja auch bei der stereoskopischen Landschaftsmessung der Schnittpunkt der Beziehungsebenen am Ort des einen Aufnahmeobjektivs liegt. Legen wir die Plattenebene parallel zur Aufnahmebasis und zu der einen der durch sie gelegten drei Koordinatenebenen, so können wir unschwer die Ergebnisse der stereoskopischen Messung an Röntgenaufnahmen auf die Plattenebene übertragen, wie ja auch bei den rein geometrischen Ortsbestimmungen an Doppelaufnahmen die Abstände mit Hilfe der parallaktischen Differenz gleich auf die Plattenebene bezogen werden. Hatten wir beispielsweise den Körper so auf die Platte gelegt, daß ihre Ebene parallel zur Längsebene des Körpers und senkrecht zu seiner Medianebene liegt, so ist gegen diese Beziehung unserer Ergebnisse auf die Plattenebene nichts einzuwenden. In vielen Fällen gelingt es leicht, den Körperteil in übersichtlicher Weise zu der Platte zu lagern. Anders verhält es sich aber beispielsweise bei Schädelaufnahmen. Schon die Aufnahme in Stirnlage läßt, besonders bei dem so häufig asymmetrischen Bau des Schädels, eine genaue Senkrechtstellung der Sagittalebene zur Platte kaum zu; noch schwieriger ist es bei seitlichen Aufnahmen, die Sagittalebene parallel zur Plattenebene einzustellen, und manchmal ist sogar eine Neigung des Kopfes zur Platte unmittelbar erforderlich. In diesem Fall nützt es uns wenig, den Abstand eines Gegenstandpunktes, etwa eines Geschosses, senkrecht zur Plattenfläche zu kennen, sondern wir müssen seinen Abstand etwa von der Sagittalebene bestimmen können. Ebenfalls umständlich ist für die bisher besprochenen stereoskopischen Methoden die Lösung der Aufgabe, beliebige Schrägabstände oder beliebige Winkel zu messen. Es ist deshalb eine Meßmethode sehr wünschenswert, bei der wir ohne Rechnungen und theoretische Überlegungen arbeiten und nicht mehr irgendwie an die Plattenebene als Beziehungsebene unserer Messungsergebnisse gebunden sind, sondern bei der wir ganz frei je nach den Anforderungen des Einzelfalles den Abstand eines für uns wichtigen Punktes des Raumbildes senkrecht zu irgendwelcher willkürlich gewählten Ebene bestimmen können, sei es, daß diese parallel zur Plattenebene läuft oder beliebig zu ihr geneigt ist und bei der wir auch jeden Winkel ebenso unmittelbar messen können, wie jede Strecke.

Diese Methode liegt nun in der unmittelbaren Messung des Raumbildes vor. Sie läßt sich leicht an der Hand der Abb. 29 (vgl. Abb. 16) verstehen. Man erinnert sich, daß die einzelnen Punkte des Raumbildes durch die Schnittpunkte unserer Blicklinien gegeben sind. Würden wir also ein Mittel haben, während der Betrachtung zugehöriger Bildpunkte der beiden Platten, etwa der Punkte B_l und B_r, den Schnittpunkt der Blicklinien festzustellen, so wäre damit der zugehörige Raumbildpunkt P örtlich festgelegt; und wenn wir, wie vorausgesetzt, ein objektgleiches Raumbild vor uns hätten, so würde damit der Ort des Gegenstandspunktes P bestimmt sein. Bei der Anwendung eines gewöhnlichen Spiegelstereoskops, gleichgültig, ob wir belegte Spiegel oder spiegelnde Prismenflächen verwenden, ist uns aber der Ort des Schnittpunktes der Blicklinien nicht zugänglich, da er uns eben durch die Spiegel verdeckt wird. Wir müssen also die Spiegel durchsichtig machen, so daß wir feststellen können, wann wir etwa eine Nadelspitze an den Ort des Schnittpunktes unserer Blicklinien gebracht haben. Solche durchsichtige Spiegel kann man in einfachster Weise aus zwei genau plan geschliffenen dünnen Glasplättchen sich herstellen, etwa aus den für Blutkörper-

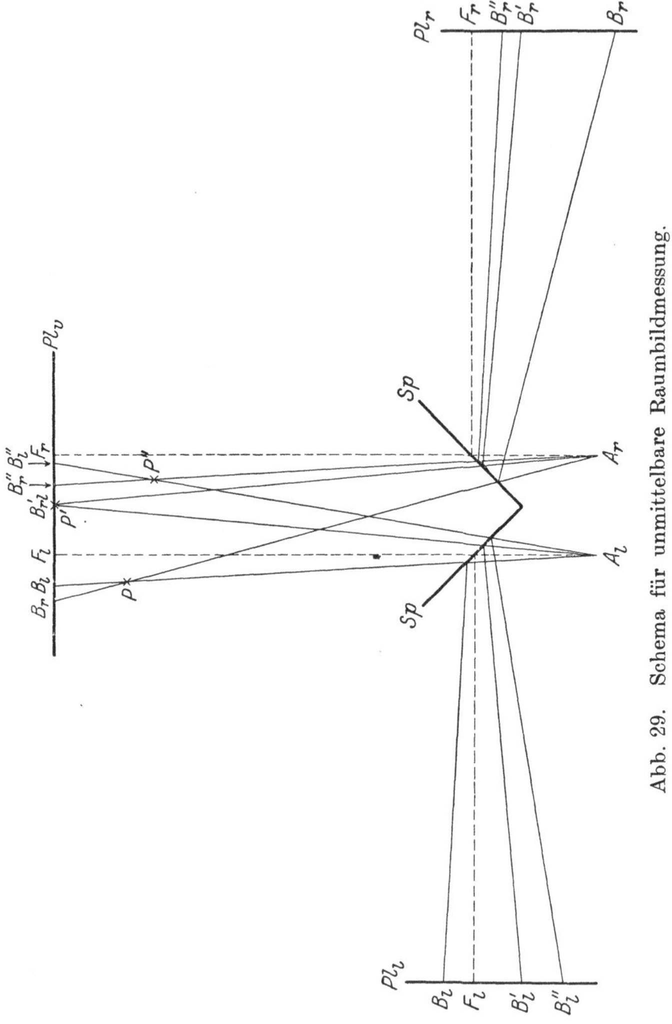

Abb. 29. Schema für unmittelbare Raumbildmessung.

zählkammern gebrauchten größeren Deckgläschen. Sehen wir von der doppelten Spiegelung an der Vorder- und Rückseite der Glasfläche ab, was bei der geringen Dicke ohne praktisch in Betracht kommenden Fehler zulässig ist, so wird das durchsichtige Glasplättchen als Spiegel zur Entwerfung der virtuellen Plattenbilder benutzt, während es die Durchsicht nach einem in den Ort des Raumbildes gehaltenen Meßinstrument, einer Nadelspitze, einem Zirkel, einem Winkelmesser, nicht verhindert. Die Verminderung der Helligkeit der Reflexion am unbelegten Spiegel im Vergleich zum belegten Spiegel läßt sich leicht ausgleichen, indem man die stereoskopischen Aufnahmen mit Metallfadenlampen heller beleuchtet, oder indem man die Glasfläche der Spiegel schwach versilbert, wobei sie die Durchsicht ohne Trübung, aber doch in verminderter Helligkeit, zuläßt, während die Reflexion stärker wird. Ich kam ohne die letztere Maßnahme sehr gut mit einfachen planparallelen, sehr dünnen Glasplatten aus, die mit Federn auf einen ganz ebenen eisernen Rahmen angedrückt werden [1]). Man könnte nun meinen, daß die gleichzeitige Beobachtung des Raumbildpunktes und des an seine Stelle gehaltenen Punktes des Meßinstrumentes, etwa einer Nadel- oder Zirkelspitze, ungemein störend sein müßte, daß vielleicht sogar ein abwechselndes Visieren mit beiden Augen erforderlich wäre, um für beide Augen die Zirkelspitze mit den Plattenbildpunkten zur Deckung zu bringen, oder daß die Deutlichkeit des unmittelbar räumlichen Eindruckes sehr leiden müßte. Ganz das Gegenteil ist der Fall! Es gelingt ohne weiteres und ohne jedes Bewußtwerden der theoretischen Grundlagen des Verfahrens, die Nadelspitze nacheinander mit jedem beliebigen Raumbildpunkte zur Deckung zu bringen; man hat förmlich den Eindruck, mit derselben Sicherheit auf einen Punkt des Raumbildes zustoßen zu können, wie man es bei freiäugiger Betrachtung des Gegenstandes selber tun würde [2]).

---

[1]) Die Glasplatten lassen sich zur Säuberung leicht herausnehmen und wieder einschieben, ohne daß die Spiegelwirkung im mindesten verändert wird.

[2]) Sehr gut kann man sich diese Tatsache vor Augen führen, wenn man eines der schönen Heßschen Bilder, die oben besprochen wurden, zur Verfügung hat. So waren es auch diese Bilder, die mich zuerst auf die Methode brachten. An einem Stereobild der Bogengänge des inneren Ohres zum Beispiel kann man sofort mit einer Nadelspitze an den knöchernen Kanälen des Raumbildes entlangfahren; man kann den Abstand zweier beliebig zueinander gelagerter Knochenpunkte sogleich mit einem gewöhnlichen Zirkel abmessen, kann einen dünnen Draht einem Winkel

Jeder, der überhaupt stereoskopisch sieht, kann sogleich die Grundlagen des Meßverfahrens ohne jede weiteren Vorkenntnisse anwenden. Nun wird oft in etwas übertriebener Weise betont, daß das stereoskopische Sehen schwierig sei und eine besondere Einübung erfordere, die nicht jedem möglich sei. Es wäre schlimm um unsere Verwendung der beiden uns von der Natur geschenkten Augen bestellt, wenn wirklich ein Mangel des stereoskopischen Sehens so verbreitet wäre, wie nach diesen Angaben scheinen könnte. Und selbst wenn dem so wäre, so ist gerade in dieser Methode der unmittelbaren Messung des Raumbildes die beste Gelegenheit gegeben, solche Mängel auszugleichen und eine Verfeinerung des binokularen Sehaktes sich anzueignen. Selbst für den in der Stereoskopie Geübten kann gelegentlich bei oberflächlicher Betrachtung ein nur geringer Tiefenunterschied fraglich bleiben, besonders wenn die Teile, etwa Knochensplitter, nur sehr zart sind. Schiebt man jetzt eine Nadelspitze oder den Zirkel in das Raumbild hinein, so kann man sofort feststellen, daß man etwa bei „Berührung" des einen Splitters ein wenig mehr nach rechts oder links, vorn oder hinten gehen muß, wie bei „Berührung" eines scheinbar damit zusammenfallenden anderen Teilchens. Schon in dieser so einfachen Möglichkeit der Unterstützung des Raumsehens durch das „Betasten" liegt ein ganz gewaltiger Vorteil der angedeuteten Meßmethode vor anderen und vor der bloßen Betrachtung von stereoskopischen Aufnahmen, wie sie meistens geübt wird [1]). Da nun aber die unmittelbare Messung im Raum-

---

oder einer Kurve des Raumbildes entsprechend biegen, ohne dabei das Bewußtsein zu haben, den Schnittpunkt von Blicklinien aufzusuchen. Es ist nun ganz das gleiche, ob das Raumbild durch zwei stereoskopische Teilbilder gewonnen wird, die nach Heß auf der gleichen Platte liegen und durch eine besondere Vorrichtung nur je einem Auge zugänglich sind, oder ob die beiden Bilder virtuell durch Spiegelung in die gleiche Ebene aufeinandergeworfen werden.

[1]) Meine Erfahrungen stimmen in diesem Punkte mit der Ansicht Drüners nicht überein, nach der die körperliche Auffassung des stereoskopischen Bildes durch die Abtastung mit der wandernden Marke nicht erleichtert werden soll. Die unmittelbare Messung im Raumbild ist nach meinen Erfahrungen nicht nur keine Erschwerung der Raumwahrnehmung, sondern sogar eine bedeutende Erleichterung. Es kommt zur optischen Raumwahrnehmung nun die durch die Bewegungsempfindungen vermittelte hinzu. Den Gegensatz zu der Angabe von Drüner kann ich mir nur

bilde keine nennenswerten Zusatzeinrichtungen erfordert, ist einleuchtend, daß Spiegelstereoskope mit unbelegten Spiegeln unbedingt vorzuziehen sind.

Ehe die Methode der unmittelbaren Raummessung weiter geschildert wird, sei über ihre bisher erfolgte Verwendung kurz berichtet. Es wird sich zeigen, daß sie anderen, nicht-stereoskopischen Methoden sehr nahe steht, die deshalb auch berücksichtigt seien.

Bisherige Anwendung.

An Landschaftsaufnahmen wurde das Verfahren der unmittelbaren Raummessung von Pulfrich ausgebildet, nachdem Deville einen in der Pulfrichschen Arbeit abgebildeten, weniger vollkommenen Apparat konstruiert hatte. In einem Wheatstoneschen Stereoskop waren bei Deville unbelegte, schwach versilberte Spiegel verwendet, durch die man auf ein am Ort des Raumbildes befindliches kleines Lichtpünktchen blickte, das nacheinander mit den verschiedenen Raumbildpunkten durch Hin- und Herschieben zur Deckung gebracht werden konnte. Wurde die Marke für bestimmte Höhen eingestellt, so konnte man mit ihr an den Raumbildpunkten von gleicher Meereshöhe gewissermaßen entlangtasten und konnte die Verschiebungen der Marke auf einer Papierfläche aufzeichnen, wodurch sogleich eine Landkarte mit Schichtlinien erhalten wurde. Dabei darf das Raumbild natürlich nicht tautomorph sein, sondern es hat nach dem Prinzip der Homöomorphie ein verkleinertes Modell der Landschaft darzustellen, bei dem der Maßstab durch das Verhältnis der Aufnahmebasis zur Betrachtungsbasis gegeben ist. Pulfrich verwendete bei seiner anschließenden Konstruktion des Stereoplanigraphen zwei zusammengekittete Prismen mit schwacher Versilberung der einen Kittfläche und sorgte durch Betrachtungslinsen für ein besseres Zusammengehen von Konvergenz und Akkomodation. Er ist der Ansicht, daß sich dies Verfahren zur schnellen erstmaligen Aufnahme einer unbekannten Gegend verwenden läßt.

Immerhin hat dieser Apparat in der Landschaftsvermessung nur mehr ein theoretisches Interesse und die früher besprochenen

durch die zweckmäßigere Art meines Meßverfahrens erklären, bei dem eben freihändig gearbeitet wird.

Apparate, der Stereokomparator von Pulfrich und der Stereoautograph von v. Orel und Pulfrich sind weit überlegen. Wollte man die Aufzeichnung von Schichtlinien mit dem Devilleschen Apparat oder besser mit dem vollkommeneren Stereoplanigraphen genau genug vornehmen, so wären doch noch feinere Vorrichtungen zur Bewegung der Lichtmarke und ihrer Aufzeichnung in die Ebene notwendig, die dem Apparat den Vorteil größerer Einfachheit dem Stereokomparator gegenüber wieder nehmen würden. Auch liegt ja bei der Landschaftsvermessung darin ein sehr günstiger Umstand vor, der den Nachteil der hohen Kosten der Meßapparate wieder völlig ausgleicht, daß nämlich die Meßapparate nur an wenigen Zentralstellen vorhanden zu sein brauchen und daß eine einmal mit größter Genauigkeit hergestellte Karte für sehr lange Zeit ihre Bedeutung behält. In dieser Hinsicht sind die Aufgaben der messenden Röntgenstereoskopie meistens so ganz andere; sind an den stereoskopischen Aufnahmen zwei oder drei Streckenmaße oder Winkel festgestellt, so ist der Zweck der Aufnahmen erfüllt und es würde ein überflüssiges Unternehmen sein, den ganzen aufgenommenen Körperteil in Form von Schichtlinien wie eine Gebirgslandschaft aufzunehmen. Andererseits wäre aber eine Zentralisierung der Meßinstitute gar nicht durchführbar; im Gegenteil sind wir darauf angewiesen, die stereoskopischen Röntgenaufnahmen am Ort der Aufnahme möglichst schnell und möglichst genau messen zu können, und wir werden schon deshalb den Apparaten nicht die Kompliziertheit geben und die Kosten auf sie verwenden können, wie es bei den Apparaten zur stereoskopischen Landschaftsmessung der Fall ist. Zudem wird man auch dann, wenn man ein Freund exakter Arbeit ist, berücksichtigen müssen, daß es für ein stereoskopisches Röntgenmeßverfahren nicht nötig ist, denselben Grad von Genauigkeit zu erzielen, wie bei einer Landschaftsvermessung. Denn die Messung im Röntgenverfahren stellt ja nur einen Anhaltspunkt für ein operatives Vorgehen dar, bei dem meistens keine weiteren Präzisionsinstrumente verwendet werden, die auf das genaueste nach den Angaben der Messung in der Weise einzustellen wären, wie etwa eine Gebirgsbatterie nach den Höhen und Längen- und Breitenangaben einer Gebirgslandkarte.

So hat denn auch die Methode der unmittelbaren Messung des Raumbildes im Röntgenverfahren schon mehrfach Anwendung erfahren. Gillet hat ein hierhergehöriges Verfahren ausgearbeitet, bei dem Doppelaufnahmen auf die gleiche Platte gemacht, diese aber nicht rein geometrisch weiter verwertet werden, sondern unter Heranziehung der Stereoskopie. Betrachtet man nämlich eine solche Doppelaufnahme, bei der die Verschiebung der Antikathode gleich dem eigenen Augenabstand sei, aus der richtigen Entfernung, so erhält man eine ganz leidliche stereoskopische Wirkung, obgleich nicht die Forderung erfüllt ist, daß jedes Auge nur die ihm zugehörigen Bildpunkte zu sehen erhält. Sind wiederum die Bedingungen für Objektgleichheit des Raumbildes erfüllt, so kann man mit einem beweglichen Punkte, den Gillet auf eine an Maßstäben verschiebliche Glasplatte zeichnet, im Raumbild herumfahren und an Skalen die drei Koordinaten des Punktes ablesen. Um Feinheiten besser erkennen zu können, führt Gillet auch Aufnahmen auf zwei getrennte Platten aus, die er dann unter Berücksichtigung der Fußpunktlage aufeinanderlegt[1]).

Unter Zugrundelegung seines Stereoplanigraphen hat dann Pulfrich einen zur Ausmessung stereoskopischer Röntgenaufnahmen bestimmten größeren Apparat nach dem Prinzip der unmittelbaren Raumbildmessung gebaut, den ich nach Abschluß meiner eigenen Vorversuche in Jena besichtigen konnte. Er setzt etwas größere Aufnahmeabstände voraus, wie bei meinen Aufnahmeapparaten vorgesehen, und erfordert dementsprechend auch besondere Vorrichtungen zur Bewegung der Meßmarke im Raum, da die Armlänge nicht ausreichend ist, um die Raumbildpunkte mit Meßnadelspitzen, welche in der Hand gehalten werden, zu erreichen. In besonders vollkommener

---

[1]) Dies Gilletsche Verfahren wurde neuerdings von Gocht sehr gelobt. Es ist aber nicht ganz zutreffend, wenn Gocht sagt, daß bei der Messung genau die gleichen räumlichen Verhältnisse vorliegen wie bei der Aufnahme. Gillet nimmt auf die Verschiedenheit der Augenabstände und auf die genaue Einstellung des Augendrehpunktes nicht genügend Rücksicht, als daß von „mathematisch genau" gesprochen werden könnte. Vor allem müßte der seitliche Abstand der Fußpunkte beider Platten stets gleich der Augendistanz gemacht werden; es genügt nicht, die Distanz der Augenlöcher dem Fußpunktabstand (Röhrenverschiebung) gleich zu machen.

Weise führte **Pulfrich** die Ausgleichung der persönlichen Unterschiede der seitlichen Augenabstände durch, worauf wir weiter unten zurückkommen. Im Anschluß an **Pulfrich** verwendete **Hasselwander** die Methode der unmittelbaren Raumbildmessung, über deren Ausarbeitung er kürzlich eine weitere Mitteilung veröffentlichte.

Sehr interessant sind ferner besonders die Arbeiten von **Eijkman** über diesen Gegenstand. Er konnte das durch unbelegte Spiegel betrachtete Raumbild dazu benutzen, das Objekt selber mit dem stereoskopischen Raumbild seiner Röntgenbilder zusammenfallen zu lassen. Denken wir uns etwa den ein Geschoß enthaltenden Vorderarm mit dem stereoskopischen Röntgenverfahren aufgenommen und nun in der richtigen Haltung an die Stelle des virtuellen Raumbildes gebracht, so werden wir die Oberfläche des Armes direkt sehen, die Tiefenteile aber werden in diese Oberfläche durch das stereoskopische Raumbild hineinprojiziert, und man kann nun bei der Operation ohne weiteres auf den Ort des Geschosses oder Knochens eingehen, da man ja stets den Knochen und das Geschoß in der Tiefe schon vor sich sieht. Das ist eine gewiß sehr ideale Methode. Wenigstens theoretisch; die praktische Durchführung dürfte auf sehr große Schwierigkeiten stoßen.

Weiter sind die Versuche **Eijkmans** zu erwähnen, in denen er das mittels Röntgenaufnahmen erhaltene Raumbild mit dem durch gewöhnliche photographische Aufnahmen erzielten zusammenfallen ließ. Dies Verfahren schließt sich an das von **Mach** an, in dem „Durchdringungsbilder" durch stereoskopische Doppelaufnahmen auf die gleiche Platte in der Weise hergestellt wurden, daß erst die Knochenoberfläche, dann die von ihr eingeschlossenen Teile (Schädeldecke und Schädelbasis von innen, Felsenbein und Labyrinthausguß) aufgenommen wurden. Für Lehrzwecke könnte diese auch von **Bucky** bearbeitete Methode mit großem Nutzen weiter ausgebaut werden.

Es kann nun der Ort der Raumbildpunkte noch durch ein etwas abweichendes Verfahren bestimmt werden, das auf das engste mit dem vorigen zusammenhängt und deshalb hier kurz Erwähnung finden möge. Wurden bisher die **Blicklinien** mit ihren Kreuzungspunkten zur Ortsfeststellung eines Raumbildpunktes benutzt, so kann man statt dessen unter Verzicht auf eine stereoskopische Betrachtung auch andere gerade Linien verwenden, z. B. gespannte **Fäden**. Denken wir uns beispielsweise

das Gilletsche Verfahren so verändert, daß an Stelle der beiden
Augen die Ausgangspunkte mehrerer Fäden liegen und daß
je zwei Fäden auf zugehörige Bildpunkte gerichtet werden, so
stellen die Fäden gleichzeitig die nacheinander von den Blicklinien eingenommenen Lagen dar, und die Kreuzungspunkte
der Fäden sind die Orte der entsprechenden Raumbild- oder
Gegenstandspunkte. Dies Verfahren, das, wie ersichtlich, auf
das engste mit den stereoskopischen Verfahren zusammenhängt,
wurde von Davidson ausgebildet und fand neuerdings besonders zur Messung des weiblichen Beckens zu geburtshilf-
lichen Zwecken Verwendung, so in dem großen Apparat von
Kehrer (s. Haenisch, Kehrer und Dessauer, Martius,
Schürmayer, Manges). Vor den geometrisch-rechnerischen
Methoden hat das Verfahren ebenfalls den Vorzug, von der
Plattenebene als Beziehungsfläche sogleich frei zu sein und
die Messung in jeder Richtung ohne weiteres zu ermöglichen.
Dem stereoskopischen Verfahren gegenüber besteht aber der
große Nachteil, daß die zugehörigen Bildpunkte durch bloße
Betrachtung der Platten für sich, sei es, daß nur eine Platte
verwendet wurde oder zwei aufeinandergelegte, niemals mit
der großen Genauigkeit gefunden werden können wie bei
stereoskopischer Betrachtung, und daß auch das Hilfsmittel
des stereoskopischen Aufsuchens und Bezeichnens mit Tinte
nur einen unvollkommenen Ersatz für die rein stereoskopische
Methode darstellt. Diese arbeitet auch kaum mit komplizierteren
Apparaten wie die Fadenmethode und ist zudem auch für die
feinsten Schatten verwendbar, die für die Einstellung der
Fäden keinen genügenden Anhaltspunkt mehr gewähren. Ferner
gibt die Betrachtung der Fäden nur über einige wenige Raumbildpunkte Aufschluß, während wir bei der stereoskopischen
Messung nach Belieben durch Herumblicken der Augen uns
die ganzen Raumbeziehungen in einfachster Weise vorführen
können.

Methode der unmittelbaren Raumbildmessung
im einzelnen.

Das Grundprinzip, im virtuellen Raumbild eine reelle
Meßmarke zu bewegen, läßt sich in verschiedener Weise durchführen, und es wird wieder von den besonderen Zwecken ab-
hängen, welchem Verfahren wir den Vorzug geben wollen.

Die erste Möglichkeit ist die, eine punktförmige Marke, etwa eine Nadelspitze oder ein Lichtpünktchen, auf ein in drei Richtungen verschiebliches Schlittensystem zu setzen, an dem sich die Verschiebungen ablesen lassen. In der Weise gingen Gillet und Hasselwander sowie bei der Landschaftsvermessung Deville und Pulfrich[1]) vor.

Wenn man die eine der drei zueinander senkrecht stehenden Verschiebungsebenen parallel zur Plattenebene anordnet, so muß man erst auf die Körperebenen umrechnen, wenn diese nicht parallel zu einer der drei Verschiebungsebenen der Meßmarke stehen. Ich hatte mir deshalb einen vorläufig zusammengestellten Apparat so eingerichtet, daß an ihm die drei Verschiebungsebenen, die zueinander senkrecht stehen, beliebig zu der Plattenebene geneigt und gedreht werden können, so daß man also das Koordinatensystem, auf das die Messungen bezogen werden, in einen beliebigen Punkt des Raumbildes als Ausgangspunkt verlegen und es in meßbaren Winkeln gegen die Ebenen des zu messenden Körpers einstellen kann.

Eine zweite Methode besteht darin, daß man nach Drüner auf einer unter dem Ort des Raumbildes befindlichen Fläche auf in der Höhe verstellbaren Ständern Nadeln oder dergleichen verschieblich aufstellt und je eine Nadelspitze an den Ort eines zu messenden Raumbildpunktes bringt; ähnlich wie bei der Fadenmethode kann man dann die nötigen Messungen an den durch die Nadelspitzen festgelegten Schnittpunkten der Blicklinien nachträglich ausführen, wie in der anderen, allerdings ungenaueren Methode an den Kreuzungspunkten der Fäden. Diese Aufstellung von Nadeln an den Orten der Raumbildpunkte mit nachträglicher Entfernungs- und Winkelmessung ist besonders dann zweckmäßig, wenn man mit sehr großen Betrachtungsabständen arbeiten will, so daß man die Raumbildpunkte nicht mit einem in der Hand gehaltenen Zirkel erreichen kann.

In der überwiegenden Mehrzahl der Fälle wird man aber weder der großen Genauigkeit bedürfen, die mit der ersten Methode (Schlittenverschiebung einer Marke und Ablesung an Nonien) erreichbar ist, noch auch so große Aufnahmeabstände

---

[1]) An dieser Stelle sei erwähnt, daß Herr Prof. Pulfrich (schriftl. Mitt.) demnächst in der Z. f. Instrumentenkunde eine Arbeit über „Raumbild-Meßgeräte für stereoskopische Röntgenaufnahmen" erscheinen lassen wird, auf die besonders hingewiesen sei.

nötig haben, daß das Raumbild unerreichbar weit vor einem
schwebt. Es kann dann eine dritte und einfachste Methode
angewendet werden, die praktisch völlig ausreicht, und die in
dem freihändigen Hineinhalten eines Maßstabes, eines Zirkels,
eines Winkelmessers in das Raumbild selber besteht. Erst
durch diese freihändige, durch nichts behinderte, an keine
Richtung oder Ebene gebundene Messung wird die Zugänglich-
keit des Raumbildes, die mittels der unbelegten Spiegel gewonnen wird, voll ausgenutzt und bekommt die unmittelbare
Raumbildmessung einen besonderen Reiz. Daß sich mit diesem
Verfahren sehr genaue Messungen ausführen lassen, wird weiter
unten gezeigt werden. Für Streckenmessungen wendet man
einen Zirkel an, der etwas lange Arme hat und an den Spitzen
mit ganz kleinen Messingknöpfchen versehen ist, an denen
sich das Licht der am Stereoskop angebrachten Lampe spiegelt.
Für genauere Messungen habe ich mir eine Schieblehre der
Mechaniker, mit Noniusablesung, mit solchen feinen Knöpfchen
versehen lassen. Übrigens ist auch schon ein gewöhnlicher
Zirkel sehr gut anwendbar. Man faßt den Zirkel in der Weise,
daß jede Hand einen der Zirkelarme hält, und stellt den
Zirkel unter abwechselnder, aber stets beidäugiger[1]) Betrachtung des einen und anderen Raumbildpunktes, deren gegenseitiger Abstand gemessen werden soll, so ein, daß seine beiden
Spitzen mit diesen Punkten zusammenzufallen scheinen. Der

---

[1]) Hasselwander empfiehlt sehr, bei der Einstellung die Meßmarke, also das wäre bei meinem Vorgehen die eine Zirkelspitze, derart
auf den Raumbildpunkt einzustellen, daß mit beiden Augen abwechselnd visiert wird. Das ist aber für solche, die über normales räum-
liches Sehen verfügen, nicht notwendig, und ich kann der Ansicht von
Hasselwander nicht beipflichten, daß erst durch dieses abwechselnde
Visieren mit beiden Augen nacheinander die Methode „über alles Subjektive, Schätzungsweise erhaben" werde. Das von mir empfohlene abwechselnde beidäugige Betrachten erst des einen, dann des anderen
Raumbildpunktes und der mit ihm zusammenfallenden Zirkelspitze darf
natürlich mit dem Verfahren Hassselwanders nicht verwechselt werden. Letzterer benutzt ja gar nicht zwei Meßmarken gleichzeitig, sondern
nur eine, und er visiert auf diese erst mit dem einen, dann mit dem
anderen Auge. Die Unmittelbarkeit des Ergebnisses der stereoskopischen
Ablesung geht dabei größtenteils wieder verloren. Selbstverständlich
soll die abwechselnde Benutzung beider Augen damit keineswegs als
Fehler hingestellt werden.

Zirkel ist bis auf seine äußersten Spitzen matt geschwärzt, so daß sein Erscheinen im Raumbild nicht im mindesten stört; die Helligkeit seiner Spitzen kann mit Hilfe der Beleuchtungslampe leicht passend eingestellt werden[1]). Man hat dann überhaupt nicht den Eindruck, einen reellen Gegenstand in einem virtuellen Raumbild zu bewegen, sondern beiden kommt gewissermaßen derselbe Grad von Wirklichkeitseindruck zu. Ebenfalls zur Streckenmessung läßt sich ein Maßstab verwenden, der in das Raumbild hineingehalten wird; ich ziehe aber die Zirkelmessung vor, schon weil man mit den Zirkel-

---

[1]) Drüner beanstandet an dieser Beleuchtungsart der Zirkelspitze, daß die über der Stirn des Beobachters befindliche Beleuchtungslampe das Licht in der Blickrichtung wirft, so daß „der Kontrast des Raumbildes gegen den schwarzen Hintergrund" fehle. Er wendet deshalb die Beleuchtung senkrecht von oben an. Da ich den schwarzen Hintergrund immer in große Entfernung vom Stereoskop bringen konnte, war die auf ihn fallende Lichtmenge völlig zu vernachlässigen, um so mehr, als bei Benutzung einfacher Glasplättchen als unbelegter Spiegel die Zirkelspitzen nur sehr schwach beleuchtet zu werden brauchen, wenn man sie aus sehr kleinen blanken Messingknöpfchen herstellt. Von einem Fehlen des Kontrastes kann also keine Rede sein. Außerdem habe ich am neuen Stereoskop schon unabhängig von Drüners Bemerkung die Lampe etwas höher angebracht, so daß das Licht schräg von oben kommt. Einen wesentlichen Unterschied in der Verwertbarkeit des Raumbildes, das natürlich gegen einen möglichst tiefschwarzen Hintergrund zu entwerfen ist, macht das aber nicht aus. Das Wesentliche ist doch an meiner Anordnung, daß ich nicht ein Lichtpünktchen, nach Hasselwander mittels eines Blendenlämpchens hergestellt, verwende, sondern das an einer kleinen Kugel oder Spitze reflektierte Licht. Dadurch habe ich eben den großen Vorteil, einen Zirkel verwenden zu können, mit dem die Messungen viel unbehinderter ausgeführt werden können, wie mit der auf der Tischebene herumzuschiebenden Lampenvorrichtung oder Metallspitze. Auch möchte ich bei dieser Gelegenheit in Hinsicht auf eine Bemerkung Drüners erwähnen, daß auch bei Benutzung eines einfachen Glasplättchens als Spiegel das Raumbild völlig hell genug ist; ich verwende 100kerzige Metallfadenlampen zur Beleuchtung. Es steht natürlich nichts im Wege, die Glasplättchen halb zu versilbern. Auch wäre es bei meinem Stereoskop leicht, wenn man es für nötig hält eine Stelle bei stärkerem Licht zu betrachten, einen belegten Rechtwinkelspiegel vorzustellen und dann nach erreichtem besseren Verständnis der Einzelheit eine Messung nach Wegnahme des belegten Spiegels vorzunehmen. Man wird aber ohne das gut auskommen. Es empfiehlt sich, die Röntgenplatten nicht übermäßig dicht zu entwickeln, unbeschadet einer vollen Ausentwicklung auf alle Feinheiten des Bildes.

armen auch die ferneren Raumbildteile leichter erreichen kann. Will man ein Maß senkrecht zu einer bestimmten Ebene nehmen, von der im Raumbild nur einige wenige Punkte sichtbar sind, z. B. die Sagittalebene des Schädels, so kann man sich diese Ebene mit allen ihren Punkten so festlegen, daß man in sie eine schwarze, mit weißen Linien bezogene Platte (oder einfach eine Glasplatte) hineinhält, entweder freihändig oder in einem Stativ, und auf dieser Fläche die eine Zirkelspitze aufsetzt. Soll die Messung sehr genau im rechten Winkel erfolgen, so daß die Schätzung der richtigen Zirkelhaltung nicht ausreicht, so läßt sich leicht ein Rechtwinkelständer auf die Platte setzen, an dessen Kante entlang die Messung ausgeführt wird. Die unmittelbare Raumbildmessung zeichnet sich eben dadurch aus, daß sie sich in sehr vielgestaltiger Weise durchführen und der jeweiligen Aufgabe anpassen läßt. Ebenso einfach ist auch die Messung von Winkeln im Raumbild möglich. Schon der Zirkel kann für ungefähre Messungen benutzt werden, indem man seine Arme so weit auseinanderdreht, bis jeder mit einer der Richtungen zusammenfällt, deren Winkel gemessen werden soll. Ein etwas größeres hölzernes Winkelmaß („Transporteur") ermöglicht die Winkelablesung. Zur genaueren Messung habe ich mir zwei Stahlnadeln (dünnste Stricknadeln) in einem kleinen Gelenk beweglich miteinander verbinden lassen. Mit größter Leichtigkeit entnimmt man damit dem Raumbild z. B. den Winkel zwischen Humerus und Ulna oder Radius; für Winkelmessungen an kürzeren Strecken können die Hilfsmittel beliebig verfeinert werden. Auch kann man, wenn man das vorzieht, mit dem Winkelmaß selber eine Ablesung im Raumbild machen.

Dies sehr einfache Verfahren der unmittelbaren Raumbildmessung, das in den Abb. 30 und 31 veranschaulicht wird, die zeigen, daß man ganz nach Belieben und Bequemlichkeit über oder unter der optischen Schiene durchgreifen kann, reicht für die gewöhnlichen Aufgaben der Messung an stereoskopischen Röntgenaufnahmen völlig aus. Liegt beispielsweise ein Knochensplitter einwärts von der Schädeldecke, so läßt sich schnell seine größte Länge und Breite abmessen und sein senkrechter Abstand von der Schädeloberfläche, gegebenenfalls von einer auf der Haut angebrachten Metallmarke. Daß man je nach

Bedürfnis auch die anderen Meßmethoden heranziehen kann. ist selbstverständlich, da sich leicht ein kleiner Tisch vor das Stereoskop stellen läßt oder dieses selber auf einem Tisch aufgestellt werden kann, auf dem die etwa an Bleidrähten angebrachten Meßmarken verschoben und aufgestellt werden, ohne daß hierdurch das Durchgreifen der Arme über oder unter der Stereoskopschiene zwecks Messung mit dem Zirkel verhindert zu werden braucht. Daß man nach Art der Schichtlinien einer Landschaftskarte ganze Querschnittsbilder verschiedener Schichten

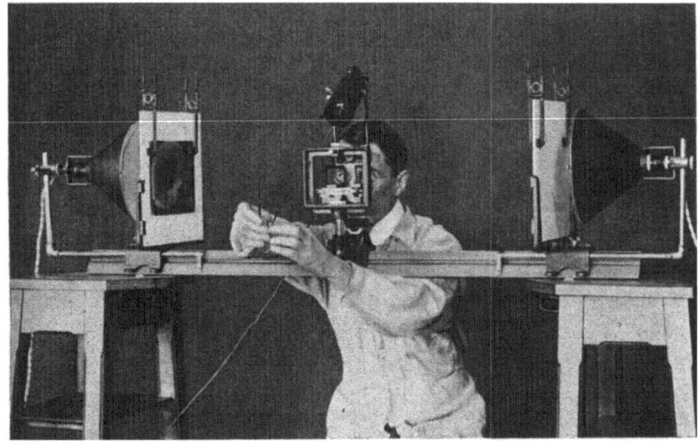

Abb. 30. Ausführung der unmittelbaren Raumbildmessung
mit Durchgreifen der Arme über und unter der Schiene.

eines Körperteiles mit Hilfe des stereoskopischen Raumbildes zeichnen kann, hat Hasselwander im Anschluß an Deville und Pulfrich gezeigt. Auf dem Tisch, auf dem sich das Stereoskop befindet. ist eine Zeichenfläche angebracht; auf dieser schreibt ein Stift, der immer nur senkrecht zur Papierfläche geführt werden kann und an seinem oberen Ende die Meßmarke trägt. Diese wird nun an den Umrissen des Raumbildes entlang bewegt, die so zur Aufzeichnung gelangen. Durch verschiedene Höheneinstellung der Meßmarke über der Papierfläche können die Schichten verschiedener Höhe kartenähnlich auf die gleiche Papierfläche eingetragen werden.

Zu dieser Methode möchte ich mir noch einige Bemerkungen er-
lauben. Kommt es in erster Linie darauf an, eine Übersichtszeichnung
in den natürlichen Maßen zu gewinnen, die in die Zeichnung auf Grund
der Zirkelmethode eingeschrieben werden sollen, so ist es am einfachsten,
sich eine gewöhnliche unliniierte schwarze Schiefertafel unmittelbar in
das Raumbild selber hineinzuhalten und auf dieser mit einem spitzen,
bis auf die Spitze geschwärzten Griffel die Linien aufzuzeichnen. Ein
gewöhnliches Laboratoriumsstatif mit Muffe und Korkklemme genügt
völlig, um die Tafel, die von der Seite her gefaßt wird, in jeder beliebigen Stellung festzuhalten. Man kann dabei zunächst einige Schnörkel
und Linien auf die Tafel kritzeln, so daß deren Ebene leicht auf eine

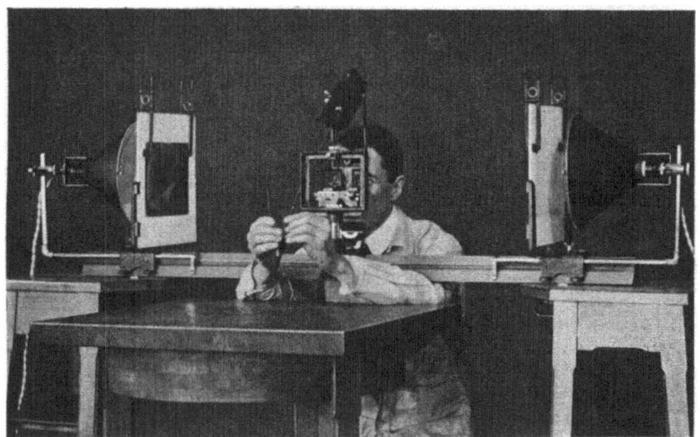

Abb. 31. Ausführung der unmittelbaren Raumbildmessung
mit Durchgreifen unter der Schiene und Armunterstützung.

bestimmte Raumbildebene, zum Beispiel am Arm die Ebene des Humerus
und der Ulna, eingestellt werden kann; darauf wischt man die Tafel,
ohne sie zu verrücken, wieder sauber und führt die Zeichnung aus. Dieselbe einfache Methode läßt sich mit Benutzung von nicht zu hellem
Papier und Bleistift ausführen; gewöhnliches billiges gelbliches oder
graues Schreibpapier ist ganz geeignet. In anderen Fällen wird es
zweckmäßiger sein, die Zeichenfläche nicht im Raumbild selbst, sondern
unter ihm anzubringen und eine Vorrichtung zur Senkrechtführung des
Stiftes auf der Fläche anzuwenden. Auch für diesen Fall halte ich es
für richtiger, sich von der Horizontalebene des Tisches als Zeichenfläche
ganz frei zu machen, weil die im Raumbild wichtigen Ebenen, etwa die
Körpermedianebene, doch selten zur Tischebene, auf der das Stereoskop
steht, parallel oder senkrecht verläuft. Ich habe mir deshalb einen

kleinen Tisch zusammengestellt (Abb. 32). Ein kleines Reißbrett ist an einem senkrecht zu ihm stehenden Stabe gefaßt, der durch Zahn und Trieb in einer Hülse verschieblich ist. Diese ist an ihrem unteren Ende mit einem Gelenk an einem Eisenfuß befestigt, so daß sich der Stab in jeder beliebigen Richtung feststellen läßt, also auch die Zeichenfläche jede beliebige Neigung erhalten kann; die Fläche kann außerdem von Schicht zu Schicht parallel zu sich verschoben werden. Will man die verschiedenen Schichten durch Veränderung der Länge des Zeichenstiftes einstellen, so kann man auf die Zahn- und Triebverstellung verzichten. Die Hauptsache ist die Anwendung einer beliebig neigbaren Zeichenfläche, die zu einer beliebigen Ebene des Raumbildes parallel eingestellt werden kann, damit man leichtverständliche Querschnittsbilder erhält.

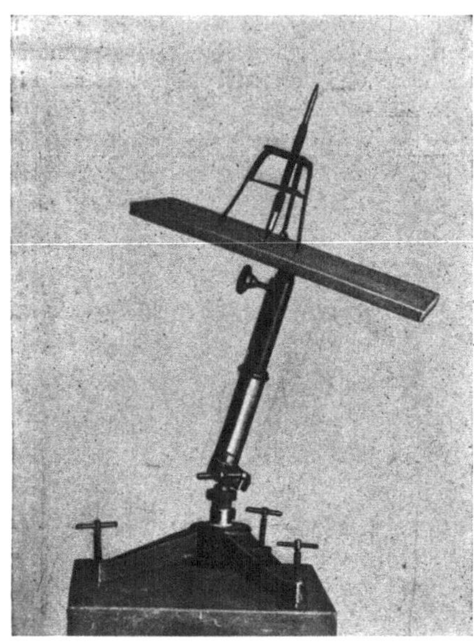

Abb. 32. Zeichentischchen, in verschiedene Ebenen einstellbar, zur Herstellung von Zeichnungen beliebig gerichteter Schnitte des Raumbildes.

Kann schon hiernach die Methode der unmittelbaren Raumbildmessung als sehr vielseitig und entwicklungsfähig bezeichnet werden, so sind noch weitere Anwendungen möglich. Gelegentlich kann es von Wert sein, sich von einem wichtigen Teil des Raumbildes, etwa von einem Knochensplitter oder Metallteilchen in seiner Lage etwa zu einer Schädellücke, ein kleines Modell herzustellen, das bei der Operation als weiterer Anhalt benutzt werden kann. Ich ging dabei in folgender an Eijkman anschließender Weise vor. Ich hielt in das wegen Durchsichtigkeit der Spiegel zugängliche Raumbild ein aus Modelliermasse geknetetes Gebilde, das so geformt war, daß es etwa der Schädellücke entspricht; auf Nadeln wird in dieses ein entsprechend geknetetes Modell des Knochen- oder

Metallstückchens gesteckt, so daß auch dieses bei Hineinhalten in das Raumbild genau mit den entsprechenden Raumbildteilen sich deckt.

Schließlich sei schon hier eine weitere Anwendungsart des objektgleichen Raumbildes für operative Zwecke kurz erwähnt, obgleich es mir noch nicht möglich war, die Methode völlig auszuarbeiten[1]). Es handelt sich darum, die Auffindung von Geschossen im Schädel zu erleichtern. Viele sonst sehr zweckmäßige Hilfsmethoden, die Punktion unter dem Schirm, oder die Hartertsche Nadelkissenmethode, sind für das Gehirn nicht so geeignet, weil wir diesem vor der Operation kein weiteres Trauma zumuten dürfen. Man kann nun einen Weg finden, wenn man die vorläufigen Maßnahmen, nämlich die Nadelpunktion, nicht am Schädel selber, sondern am objektgleichen Raumbild ausführt. Das Ergebnis der Einstellung wird mittels eines Apparates festgehalten, der sich dem Schädel bei der Operation anlegen läßt; die Punktionsnadel, die in einer Hülse verschieblich ist, weist nun stets auf das Geschoß hin.

Die Ausführung würde sich etwa folgendermaßen gestalten. Auf ein Schädeldach — nehmen wir zunächst einmal einen Skelettschädel an, in dessen Innerem wir ein Geschoß angebracht haben — werden drei Schrotkugeln in nicht zu geringem Abstand voneinander befestigt. Auf diese wird im stereoskopischen Raumbild, das wir uns durch Röntgenaufnahmen des Schädels und richtige Betrachtung herstellen, ein kleiner Apparat eingestellt, der drei Spitzen an einem Rahmen verschieblich trägt. An dem Rahmen ist weiter eine Nadel in einer Führung verschieblich, die sich in jeder Richtung zur Ebene der drei Spitzen feststellen läßt. Die Nadel selbst trägt einen Anschlag, so daß sie sich nur bis zu bestimmter und einstellbarer Tiefe in der Führung bewegen läßt. Man kann nun die Richtung der Führungshülse und die Tiefe des Vorschiebens der Nadel so einstellen, daß die Nadelspitze eben das Geschoß im Raum-

---

[1]) Die zweimalige Übersiedelung nach einer neuen Arbeitsstätte nötigte mich, diese Druckschrift abzuschließen. Ich hoffe, bald über die Methode weiter berichten zu können.

bild berührt. In dieser Stellung wird der Apparat in sich unveränderlich festgeschraubt. Wenn man nun die drei Spitzen des Apparates auf die kleinen Bleikugeln des Schädelskelettes stellt, so wird man nach Herstellung eines entsprechenden Trepanloches mit der vorgeschobenen Nadel ebenso auf das wirkliche Geschoß stoßen, wie eben auf sein Raumbild. Die Anwendung am Lebenden ist folgende: Man wird bei einem Kopfschuß, bei dem die Entfernung des Geschosses nötig sein sollte, unter aseptischen Kautelen und lokaler Anästhesie drei Schrotkügelchen im Umkreis der Operationsstelle in die Lamina externa in oberflächliche kleine Bohrlöcher eindrücken. Darauf wird die stereoskopische Aufnahme gemacht, die Nadelsonde im Raumbild richtig eingestellt und nun bei der Operation der Apparat ab und zu auf die drei Schrotkugeln des Schädeldaches gehalten und an der Nadel die richtige Richtung und Tiefe des operativen Eingriffes kontrolliert. Wird der gegenseitige Abstand der Schrotkugeln, die etwa an den Ecken eines gleichseitigen Dreiecks angeordnet werden, nicht zu klein gewählt, so dürfte die Genauigkeit unserer Aufnahme- und Betrachtungsapparate gute Erfolge versprechen. Es ist klar, daß für die Methode eine mehr wie nur ungefähre Richtigkeit des Raumbildes notwendig ist.

Vielleicht mag diese Methode umständlich und mühsam erscheinen. Mir scheint aber, daß keine Mühe gescheut werden und kein Weg unversucht bleiben darf, um die oft so traurige Lage der Hirnverletzten zu bessern, in die sie durch Lähmung und Epilepsie geraten! Ob und wann bei Hirnverletzungen Geschosse und Knochensplitter entfernt werden müssen, ist eine Frage für sich, über die ich nicht urteilen kann. Wenn aber die Operation ausgeführt werden muß, so ist oberster Grundsatz, unnötige Nebenverletzungen am Gehirn peinlich zu vermeiden; das geht am besten mit Hilfe eines instrumentellen „Wegweisers", wie er hier vorgeschlagen wird[1]) und ohne Stereoskopie schon von anderen, wie Schjerning berichtet, angegeben wurde.

---

[1]) Über ähnliche Hilfsapparate der experimentellen Hirnphysiologie vgl. W. Trendelenburg in Tigerstedts Handbuch.

Ausgleich der verschiedenen Augendistanzen.

Schon bei der Besprechung der bloßen Betrachtung von stereoskopischen Aufnahmen unter dem Gesichtspunkt der Orthomorphie wurde darauf hingewiesen, daß in der individuellen Verschiedenheit des gegenseitigen Augenabstandes eine gewisse Schwierigkeit für die stereoskopischen Verfahren beruht. Es wurde dort aber auch schon auseinandergesetzt, daß man durch eine kleine, an einer Teilung ablesbaren Verschiebung der Spiegelstellung eine von jedem Fehler freie Betrachtung der stereoskopischen Aufnahmen erhält, die etwa mit einer anderen Basis aufgenommen wurden. Die gleichen Überlegungen führen nun hier zu der Erkenntnis, daß auch die unmittelbaren Messungen des Raumbildes sich bei richtiger Einstellung der Spiegel auch bei Verschiedenheit der Aufnahmebasis von der Betrachtungsbasis fehlerfrei ausführen lassen, wenn man das Verhältnis der genannten beiden Werte berücksichtigt. Wenn beispielsweise die Aufnahmen für eine Basis von 6,5 cm ausgeführt wurden, sie aber mit einer Basis von 6 cm in richtiger Weise betrachtet werden, so ist das Raumbild und mithin auch die an ihm gemessenen Werte zwar in den Winkeln richtig, in den Strecken aber um 6 : 6,5 kleiner wie der aufgenommene Gegenstand. Wir brauchen jetzt also bloß die gemessenen Werte mit 6,5 : 6 = 1,08 zu multiplizieren, um die richtigen Werte zu erhalten[1]). Daß demgegenüber die Übereinstimmung zwischen Aufnahme- und Betrachtungsbasis in der Regel leicht zu erreichen ist, wurde schon früher betont. Die kleine Umrechnung kommt also im wesentlichen nur in Betracht, wenn man absichtlich zur Steigerung der

---

[1]) Bei nur geringen Unterschieden von Aufnahme- und Betrachtungsbasis wird man auf die Umrechnung füglich ohne nennenswerten Fehler verzichten können. Durchaus notwendig ist es aber, den Okularteil in der weiter unten beschriebenen Weise auf die individuelle Augendistanz einzustellen. Es ist also nicht richtig, wenn Bilder von der Aufnahmebasis 6,5 von einem Beobachter mit der Augendistanz 6,0 am Stereoskop bei Spiegelstellung 6,5 betrachtet werden. Nur wenn die Spiegel auf 6,0 eingestellt sind (was sich leicht bewerkstelligen läßt), ist, wie eben erwähnt, die kleine Umrechnung der Werte meist kaum nötig, die streng genommen durch die etwas zu große oder auch zu kleine Aufnahmebasis notwendig gemacht wird.

Tiefenwahrnehmung die Aufnahmebasis etwa doppelt so groß wählt, wie die Betrachtungsbasis, also 13 cm bei einer Augendistanz von 6,5 cm. Jetzt wird das Raumbild ein auf die Hälfte verkleinertes Modell des Gegenstandes sein und unsere Messungen werden diesem Modell genau entsprechen; die Winkel sind die des Originals, während die Strecken mit 2 zu multiplizieren sind, wenn man die Werte des Originals erhalten will.

Zur Ermittelung der Augendistanz bei parallelen Blicklinien können mehrere Verfahren dienen. Man kann subjektive oder objektive Methoden unterscheiden, je nachdem ob man den Abstand an sich selber mißt oder die Messung von einem anderen Beobachter an sich ausführen läßt.

Zu letzterem Zweck kann der sehr vollkommene Apparat dienen, den die Zeißwerke (Jena) zusammen mit Hertel ausarbeiteten. Es ist hervorzuheben, daß für unsere Zwecke die Ablesung für parallelen Blick, nicht für Konvergenz, für die der Apparat ebenfalls eine Skala trägt, zu erfolgen hat.

Zur vorläufigen Einübung auf die subjektiven Methoden kann man zunächst so verfahren, daß man sich selbst in einem gewöhnlichen Spiegel betrachtet und sich horizontal an die Nasenwurzel einen Millimetermaßstab anlegt. Man betrachtet zunächst das Spiegelbild etwa seines linken Auges und schiebt den Maßstab so, daß der Nullstrich des Maßstab-Spiegelbildes mit dem Bild der Pupillenmitte zusammenfällt. Nun sieht man das Spiegelbild der rechten Pupille an und liest den mit ihr zusammenfallenden Teilstrich des Maßstabs ab. Auf diesem Prinzip beruht der einfache Augenabstandmesser von Dönitz (Zeiß-Jena). Eine zweite, genaue, subjektive Methode, die sich auch mit sehr einfachen Mitteln durchführen läßt, ist folgende. Ich verwende einen Zirkel, an dessen Spitzen je ein kleines Diaphragma mit sehr engem Loch (etwa von 0,3 bis 0,5 mm Durchmesser) gelötet ist. Halten wir bei in die Ferne gerichtetem Blick die Lochscheiben (die in einer frontalen Ebene liegen) so vor die Augen, daß wir einen fernen Punkt, etwa die Spitze eines gegen den hellen Himmel erscheinenden Blitzableiters, gerade durch die ganz nahe vor den Augen gehaltenen Löcher sehen können, wobei die Zerstreuungskreise der Löcher binokular zu einem verschmolzen werden, so ist der mit dem Millimetermaßstab zu messende seitliche Abstand der feinen

Löcher dem Abstand der Augendrehpunkte gleich[1]). Die richtige Einstellung ist sehr leicht zu finden, wenn man den Lochabstand zunächst ein wenig zu groß nimmt und dann während des Durchblickens den Abstand langsam bis zur Verschmelzung der Zerstreuungskreise verringert. Für Ungeübte sind diese Beobachtungen zugleich eine sehr zweckmäßige Übung im feineren binokularen Sehen[2]). Man kann auch beide Augen abwechselnd benutzen, indem man bald das linke, bald das rechte Visierloch mit dem Zeigefinger von der Rückseite her zuhält, und beurteilt, ob für beide Augen der Visierpunkt (Blitzableiter des Beispiels) in die Mitte des Zerstreuungskreises des Visierloches fällt. Der kleine Apparat darf hierbei natürlich nicht gegen die Augen verschoben werden.

Auf dem gleichen Prinzip beruht die Verwendung der am Okularteil meines Stereoskops befindlichen Visiervorrichtung (s. S. 63) zur Bestimmung des seitlichen Augenabstandes. Man stellt den Apparat zuerst auf etwa 70 mm ein, verringert dann während des Durchsehens durch die obenerwähnten in der Mitte der Diaphragmen sitzenden stenopäischen Lücken den Abstand so lange, bis die binokular vereinigten Zerstreuungskreise der stenopäischen Lücken mit den Punkten der Visierscheibe zentriert erscheinen. Bei geringerer Übung im binokularen Beobachten kann man beide Augen, wie oben beschrieben, abwechselnd benützen; hält man das linke Auge so, daß der Visierpunkt gegen das Visierloch zentriert erscheint, und verdeckt man nun das linke Visier mit dem Finger, so ist bei Einstellung des Apparates auf die richtige Augendistanz und bei unveränderter Kopfstellung auch für das rechte Auge Zentrierung vorhanden; bei nicht entsprechender Einstellung erscheint hingegen nun für das rechte Auge der Visierpunkt mit dem Zerstreuungskreis des Visierloches nicht zentriert. Die richtige Einstellung ist hiernach leicht zu finden.

---

[1]) Wesentlich umständlicher ist die Visiermethode von Ryland und Lang.

[2]) Mit ganz einfachen Mitteln ist der Versuch in folgender Weise anzustellen. In einige schwarze Kartonstreifen sticht man mit einer Stecknadel, die erhitzt wird, je zwei Löcher im Abstand zwischen etwa 60 und 70 mm. Man sucht nun das Löcherpaar heraus, das den oben besprochenen Bedingungen entspricht. Weitere Methoden findet man bei Hofmann beschrieben.

Der für verschiedene Augendistanzen einstellbare, von mir
angegebene Okularteil des Spiegelstereoskops hat danach
die in den Abb. 22 und 23 wiedergegebene Form angenommen. Im wesentlichen besteht er, wie schon zum Teil ausgeführt wurde, aus jederseits einem unbelegten Spiegel und
einer Blende mit Visiervorrichtung zur Ermöglichung der
richtigen Stellung der Augendrehpunkte (s. S. 63). Blenden
und Spiegel sind mittels gekoppelter Schlitten derart zueinander beweglich (nach Pulfrich), daß bei Aneinandernähern der
Spiegel, also bei Einstellung für geringere Augendistanz, sich
die Visiervorrichtung entsprechend etwas den Spiegeln nähert,

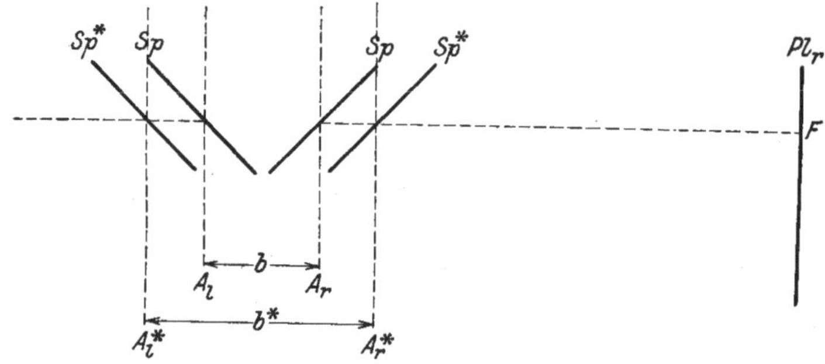

Abb. 33. Einstellung der Spiegel auf verschiedene Augendistanzen.

da jetzt der Augendrehpunkt näher an den Spiegeln liegen
muß. Abb. 33 zeigt schematisch an, daß in dieser Weise trotz
verschiedener Augendistanz der Augendrehpunkt stets die richtige Entfernung von den Röntgenplatten behält. Um ebensoviel,
als der Abstand des Spiegels von dem Röntgennegativ Pl
zunimmt, muß der Abstand des Auges vom Spiegel abnehmen.
Dies wird durch die Verkoppelung der durch eine einzige
Schraube bewirkten Bewegungen der Teile des Okulars erreicht.

Sehen wir so in einfacher Weise die Schwierigkeiten hin-
weggeräumt, so kann doch noch der Wunsch bestehen, von
dem Unterschied der Augenabstände ganz frei zu werden.
Einen dafür geeigneten Apparat hat Herr Prof. Dr. Pulfrich
(Zeißwerke, Jena) ersonnen und auch freundlichst für meine
Zwecke hergestellt. Der Grundgedanke ist die Erweiterung
der bei Erwachsenen nach Holmgren zwischen etwa 5,4 und

7,0 cm (Mittel 6,3 cm) variierenden Augenabstände[1]) auf den
einheitlichen Wert von 8 cm und Herstellung aller Aufnahmen
für diese einheitliche Basis (wofern nicht absichtlich das Modell-
verfahren verwendet werden soll). Es seien zuerst allgemein
die Möglichkeiten erörtert. Denken wir uns in Abb. 34
an den Stellen Sp und Sp zwei unbelegte dünne Spiegel,
deren Durchstoßpunkte der Fußpunktnormalen einen Abstand

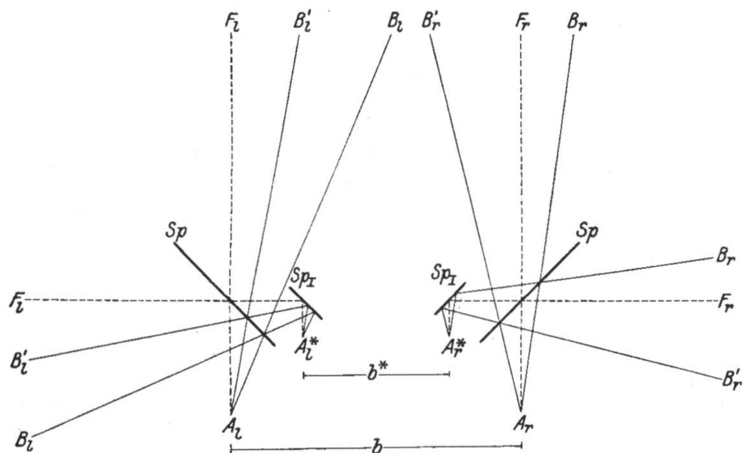

Abb. 34. Erweiterung des Augenabstandes auf einheitlichen Wert
beliebiger Größe.

von 16 cm voneinander haben, so läge ein für eine Augendistanz von 16 cm richtig eingestelltes Stereoskopokular vor.
Um mit kleineren Augendistanzen sogleich tautomorphe Messungen ausführen zu können, wird den Spiegeln ein Paar belegte Spiegel $Sp\,I$ vorgelagert, in die der Beschauer hinein-
blickt, und die in ihrer gegenseitigen Entfernung der Augendistanz angepaßt werden. Stehen unsere beiden Augen bei A,
so erhalten wir ein objektgleiches Raumbild, während für den
Beobachter, dessen Augen bei A^* stehen, das Raumbild modellartig verkleinert ist. Wenn nun in beiden Fällen die Methode
der unmittelbaren Raumbildmessung mit dem Zirkel ange-

---

[1]) Volkmann fand 5,8 bis 7,0 cm; im Mittel 6,4 cm.

wendet wird, so sind die eingestellten Zirkelmaße die gleichen. Denn für den Beobachter mit der Basis b^*, dessen Augen in $A_r^* A_l^*$ stehen, erscheint auch jede eingestellte Zirkelöffnung modellartig verkleinert, da die von den Zirkelspitzen ausgehenden Lichtstrahlen schon an der Fläche des unbelegten Spiegels gebrochen werden, also die Augen so erreichen, als ob diese in $A_l A_r$ ständen und die Augendistanz b statt b^* wäre. Würden wir hingegen das mittlere Spiegelpaar unbelegt nehmen und das äußere entfernen, so würden wieder die bisher zugrunde liegenden Verhältnisse vorliegen[1]). Während diese Anordnung für die Festlegung der Verschiedenheit der Augendistanz auf eine beträchtlich größere Basis geeignet ist, wurde von Pulfrich zur Einstellung auf eine Basis von 8 cm ein etwas anderes Prinzip angewendet. Es seien dem unbelegten Spiegel Sp jederseits zwei belegte Hilfsspiegel vorgesetzt, so daß das Schema der Abb. 35 vorliegt. Die Anpassung an den individuell verschiedenen Augenabstand kann wiederum durch Verschiebung der innersten Spiegel erfolgen, oder jetzt zweckmäßiger durch Drehung der Hilfsspiegelpaare um die zum Fußpunkt gerichtete Blicklinie $A_r F_r$. Bei Betrachtung der mit der Basis b aufgenommenen Bilder wird wiederum nicht nur das Raumbild des aufgenommenen Gegenstandes, sondern auch der Maßstab (z. B. der Zirkel) modellartig verkleinert, so daß die Einstellung des Maßstabes in absolutem Wert wieder sogleich dem ursprünglichen Gegenstand entspricht, gleichgültig, welchen von dem Augendistanz abhängigen Betrag die Modellverkleinerung hatte. Die Unterschiede dieser Vorrichtung von der im vorigen Bild gezeichneten, die darin bestehen, daß im ersten Fall die Platten ohne Reflexion am unbelegten Spiegel ge-

---

[1]) Da bei Betrachtung einer mit größerer Basis gemachten Aufnahme mit kleinerer Betrachtungsbasis das Modellraumbild näher an den Augen liegt, als die virtuellen Platten-Spiegelbilder, so kann eine Schwierigkeit für die Akkomodation auftreten, wenn am Modellraumbild die unmittelbare Messung ausgeführt wird. Wenn die Aufnahme- und Betrachtungsbasis nicht zu sehr voneinander abweichen, wird der Unterschied nicht sehr störend sein. Im übrigen hat schon Pulfrich und neuerdings Drüner gezeigt, wie durch Vorsatz von Linsen auch bei beträchtlich verkleinertem Modellraumbild die Schwierigkeit betreffs der Akkomodation leicht behoben werden kann.

sehen werden, im zweiten der Meßzirkel, brauchen als un-
wesentlich nicht weiter erörtert zu werden.

Bei der Ausführung des Apparates von Zeiss wurden statt
der dünnen belegten oder unbelegten Glasplättchen, die wir bisher der Einfachheit wegen voraussetzten, optisch vollkommenere
Spiegel verwendet, nämlich anstatt der belegten Spiegel die
Totalreflexion an den Flächen von drehbaren Rhomboedern

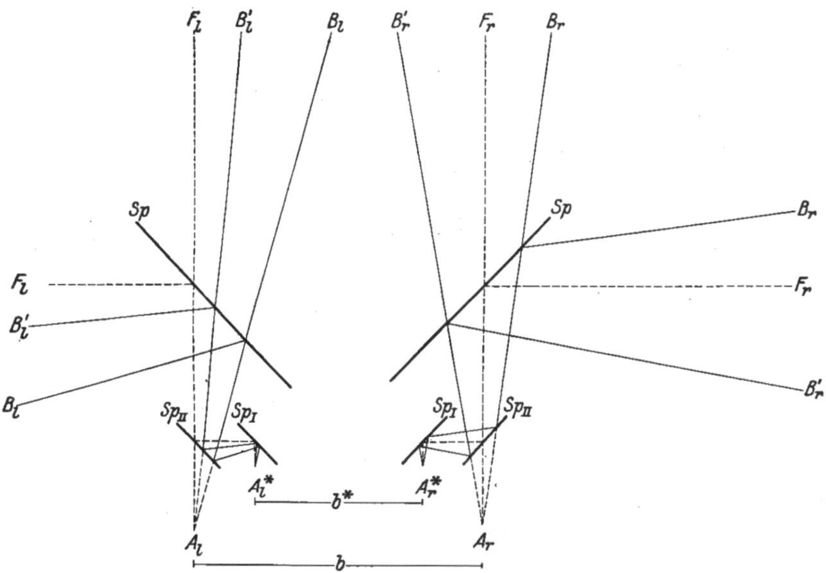

Abb. 35. Erweiterung des Augenabstandes auf einheitlichen Wert
geringerer Größe (z. B. 8 cm).
Schema zu Abb. 36 des Pulfrichschen Stereookulars.

und statt der unbelegten Spiegel die Grenzflächen zweier mit
ihren Hypothenusenflächen aufeinandergekitteten Prismen, von
denen eines einen schwachen Silberüberzug trägt, der sowohl
die Lichtreflexion als auch die Durchsicht ermöglicht. Die
richtigen Lichtverhältnisse lassen sich wieder leicht mit Hilfe
der Beleuchtungslampen erzielen. Abb. 36 gibt das Aussehen
des Pulfrichschen Stereookulars in dieser Ausführung wieder.

In dieser Weise dürfte allen Anforderungen Rechnung
getragen sein, die man je nach der persönlichen Neigung und

je nach den vorhandenen Mitteln an die stereoskopische Meßmethode stellen kann, und es ist zu hoffen, daß man sich in
immer steigendem Maße dieser Methode bedienen wird. Vieles
wird sich noch verbessern und fördern lassen, wenn sich erst
einmal allgemeiner die Überzeugung Bahn gebrochen hat, daß
man mit den hier dargestellten stereoskopischen Methoden den
erreichbaren Zielen näher kommt.

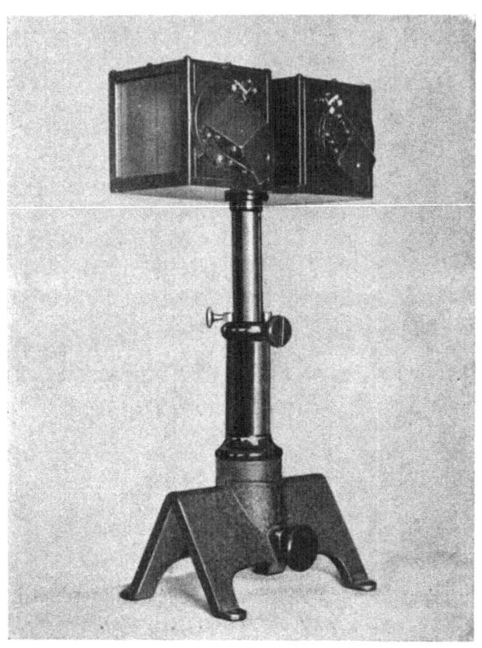

Abb. 36. Pulfrichs Stereookular zur Festlegung der
individuell verschiedenen Augendistanz auf 8 cm.
(Vgl Abb. 35.)

Anwendung der unmittelbaren Raumbildmessung auf gewöhnliche photographische Aufnahmen.

Bei Besprechung der für gewöhnliche photographische
Aufnahmen bisher vorliegenden stereoskopischen Meßmethoden
wurde schon die Möglichkeit kurz berührt, die Methode der
unmittelbaren Raummessung, die für Röntgenzwecke so gute
Dienste leistet, auch für jene zu verwenden (S. 30).

Vor allem würden für unsere Methode Messungen an Aufnahmen von Gegenständen oder Personen in Betracht kommen, bei denen der erforderliche Betrachtungsabstand etwa 40 bis 60 cm beträgt Eine Anwendung könnten diese Aufnahmen zum Beispiel an Personen für anthropologische und künstlerische Zwecke finden. Auf die Untersuchung der Veränderungen des Schädels und Gesichts während des Wachstums, unter Verwendung von gewöhnlichen Aufnahmen und von Röntgenbildern, kann vielleicht besonders hingewiesen werden.

Bei Verwendung unseres Stereoskops wären die Aufnahmen mit parallel gerichteten optischen Achsen vorzunehmen.

Genauigkeit der unmittelbaren Raumbildmessung.

Zur Prüfung der Genauigkeit der unmittelbaren Raumbildmessung habe ich folgendes anschauliche Verfahren eingeschlagen. Von zwei Schädelpräparaten, einem Gesichtsschädelteil, bei dem ein frontaler Sägeschnitt hinter den Jochbogen durch die Schläfenbeine geht, und von einem ganzen Schädel, letzterer mit den üblichen Metallhaken und Stiften, wurden stereoskopische Röntgenaufnahmen mit meinem Apparat I (Innsbrucker Modell) gemacht. Als Aufnahmebasis wurde zum Teil 6,3 cm (mein Augenabstand), zum Teil 8 cm (für das Pulfrichsche Okular) gewählt. Die Platten waren 50,3 cm vom Fokus entfernt. Die Messung wurde am Leitzschen Modell meines Stereoskops ausgeführt, für Basis 6,3 mit dem Leitzschen, für Basis 8 mit dem Pulfrichschen Okular. Es wurden sogleich nach Aufsetzen der Platten und ohne zunächst eine Nachprüfung des Raumbildes am Schädel vorzunehmen je fünf Maße im Raumbild für verschiedene Strecken des Schädels genommen, und zwar freihändig mit einer Schieblehre, der kleinste Messingkügelchen aufgesetzt waren. Sodann erst wurden mit demselben Instrument drei Maße für jeden der Abstände am Schädel selbst entnommen. Die Mittelwerte beider Versuchsreihen ermöglichen uns ein Urteil über die Genauigkeit der Raumbildmessung. Ich gebe gleich die ersten am Leitzschen Stereoskop gemessenen Werte wieder.

I. Ausmessung des Raumbildes eines Gesichtsschädels (stereoskopische Röntgenaufnahmen). Plattenpaar „D", Basis 6,3 cm, Fokalabstand 50,3 cm.

Die Orbiten des schräg auf der Platte liegenden Schädelteils
sind dem Beschauer zugewendet.

Gemessener Knochen- abstand	Messung im Raumbild mm	Messung am Knochen mm
1. Abstand d. Schläfenknochen- ecken (Schnittpunkte der horizontalen und frontalen Sägeflächen in den Schläfen- beinen)	139,8 139,2 138,0 137,5 138,9 Mittel: **138,7**	139,2 139,2 139,2 Mittel: **139,2** Abweichung: **— 0,5** mm
2. Abstand der Außenflächen der hintersten Oberkiefer- zähne	63,6 62,7 62,8 62,7 63,2 Mittel: **63,0**	63,2 63,2 63,0 Mittel: **63,2** Abweichung: **— 0,2**
3. Abstand der Ecken der Joch- bogenquerschnitte	127,3 127,7 128,0 127,5 128,3 Mittel: **127,8**	127,8 127,2 127,4 Mittel: **127,5** Abweichung: **+ 0,3**
4. Abstand der lateralen un- teren Ränder der Fiss. orbi- tal. inf.	77,4 77,8 77,9 78,2 78,0 Mittel: **77,9**	77,2 77,2 77,4 Mittel: **77,3** (**77,2**) Abweichung: **+ 0,6** (**0,7**)
5. Abstand der medialen Ecken der mittleren Schneidezähne von der linken Schläfen- knochenecke	134,8 136,7 136,1 134,5 136,5 Mittel: **135,7**	135,7 135,9 135,5 Mittel: **135,7** Abweichung: **± 0**
6. Abstand des linken Eck- zahnes von der rechten Joch- bogenecke (Sägefläche)	129,0 128,7 128,5 129,2 128,8 Mittel: **128,8**	127,5 127,4 127,8 Mittel: **127,6** Abweichung: **+ 1,2**

Gemessener Knochen- abstand	Raumbild- messung mm	Knochenmessung mm
7. Abstand des linken Eck- zahnes von der rechten Schläfenecke	147,3 148,5 148,0 149,1 149,5 Mittel: **148,5**	147,6 148,1 147,9 Mittel: **147,9** Abweichung: $+$ **0,6**

II. Ausmessung des Raumbildes eines ganzen Schädels, rechte Seitenlage. Plattenpaar „B", Basis 6,3 cm. Fokalabstand 50,3 cm.

Gemessener Knochen- abstand	Raumbild- messung mm	Knochenmessung mm
1. Abstand der Spitzen der beiden seitlich am Schädel- dach angebrachten Metall- haken	136,1 135,5 135,0 136,1 136,3 Mittel: **135,8**	134,9 135,2 135,1 Mittel: **135,1** Abweichung: $+$ **0,7**
2. Abstand der Nasenbeinspitze von der Spitze der Alveolar- fortsätze des zahnlosen Ober- kiefers	64,4 64,8 65,5 64,8 64,6 Mittel: **64,9**	65,5 65,4 65,3 Mittel: **65,4** Abweichung: — **0,5**
3. Höhe des rechten Oberkiefer- astes	41,8 41,8 41,7 42,0 42,1 Mittel: **41,9**	41,0 41,6 42,0 Mittel: **41,8** Abweichung: $+$ **0,1**

III. Ausmessung des Raumbildes des Gesichtsschädels der Messung I, jedoch Aufnahmen mit Basis 8 cm (Plattenpaar „E").
Lagerung des Schädels ungefähr wie bei I.

Gemessener Abstand	Raumbild- messung mm	Knochenmessung mm
1. Abstand der Außenflächen der hintersten Oberkiefer- zähne	62,6 62,3 62,9 62,7 62,8 Mittel: **62,7**	s. o. Mittel: **63,2** Abweichung: — **0,5**

Gemessener Abstand	Raumbild-messung mm	Knochenmessung mm
2. Abstand der lateralen unteren Ränder der Fissur. orbital. inf.	77,0 77,0 77,7 77,9 77,3 ―――― Mittel: **77,4**	s. o. Mittel: **77,3** Abweichung: $+$ **0,1**
3. Abstand des linken Eckzahnes von der rechten Jochbogenecke	127,9 128,2 128,2 127,2 127,4 ―――― Mittel: **127,8**	s. o. Mittel: **127,6** Abweichung: $+$ **0,2**

IV. Ausmessung des Raumbildes des ganzen Schädels wie in Messung II, jedoch Aufnahmen mit Basis 8 cm und in linker Seitenlage. (Plattenpaar „F").

Gemessener Abstand	Raumbild-messung mm	Schädelmessung mm
1. Abstand der Metallösen am Schädeldach, den in II. gemessenen Haken entsprechend	134,1 134,0 134,8 134,1 134,5 ―――― Mittel: **134,3**	134,0 134,1 133,9 ―――― Mittel: **134,0** Abweichung: $+$ **0,3**
2. Abstand des auf der rechten Schädelseite in der Temporalschuppe steckenden Nagels von der Spitze eines Metallhakens	59,6 59,2 59,3 58,4 58,9 ―――― Mittel: **59,1**	59,3 59,5 59,6 ―――― Mittel: **59,5** Abweichung: $-$ **0,4**

Aus diesen Messungen geht zur Genüge hervor, daß man sehr genaue Ergebnisse erhält, wenn man aus 5 mit Zirkel oder Schieblehre freihändig gewonnenen Einzelwerten den Mittelwert nimmt. Man kann annehmen, daß dieser Wert bis zu $+$ oder $-$ 0,5 mm vom wahren Wert abweicht, wenn es sich um Messung nicht zu unscharfer Schatten handelt. Die Sicherheit der Messung des Raumbildes ließe sich wohl noch etwas steigern, wenn man die Meßspitze, wie früher angedeutet, mechanisch führen würde. Doch wird dann die Messung zu umständlich, und der weitere Gewinn an Genauigkeit ist praktisch wohl ohne jeden Belang.

Der Umstand, daß die Abweichung, wie es scheint, unabhängig von der Länge der gemessenen Strecke ist, deutet darauf hin, daß der Fehler in erster Linie durch die immer nur unvollkommene Schärfe des Schattenbildes bedingt ist, auch dann, wenn das optisch sehr vollkommene Pulfrichsche Okular verwendet wird (dem im übrigen hinsichtlich der Messgenauigkeit die einfachen unbelegten Spiegel meines Okulars praktisch nicht nachstehen). Es bildet sich beispielsweise in Messung II 1 und IV 1 und 2 von den Metallhaken zwar der der Platte aufliegende recht scharf ab; der etwa 14 cm von ihr entfernte ist aber schon recht unscharf wiedergegeben, so daß es bei allen messenden Röntgenmethoden, nicht nur der stereoskopischen, ganz unmöglich ist, an diesem Schatten die Messung so genau auszuführen, wie am Schatten des plattennahen Metallteils. In die Abstandmessung kommt damit notwendigerweise eine kleine Unsicherheit hinein, die natürlich bei zwei Aufnahmen auf die gleiche Platte nur noch größer sein kann. Sind beide Metallteile plattenfern, wie in Messung IV 2, so ist die Erschwerung der Messung wegen der Unschärfe beider Schatten noch größer; trotzdem ist das Ergebnis bei der erwähnten Messung sehr befriedigend. Die gleiche Messung könnte leider auf der plattennahen Schädelseite nicht mehr ausgeführt werden, da der Schädel zu Boden fiel und die Metallteile verbogen wurden; man hätte eine noch etwas größere Genauigkeit der Messung auf dieser Seite erwarten dürfen. Auch für die Messung II 3 kommt in Betracht, daß sie den plattennahen Kiefer betrifft. Nicht die Entfernung von der Platte an sich ist dabei das maßgebende Moment, sondern die mit der Entfernung zunehmende Unschärfe der Schatten, wie ausdrücklich hervorgehoben sei. Die „Verzeichnung" plattenferner Objektteile bei gewöhnlichen Aufnahmen hat mit den hier besprochenen Dingen nicht das mindeste zu tun.

Die Unschärfe der Schatten, die zu einer geringen Verbreiterung des Schattens führt, wird auch daran schuld sein, daß man, wie es scheint, eher dazu neigt, die Maße etwas zu groß wie zu klein zu nehmen.

Für gewöhnliche photographische Stereoaufnahmen verfüge ich einstweilen noch über keinen genauen Aufnahmeapparat mit den für mein Stereoskop in Betracht kommenden Aufnahmeabständen. Aufnahmen, die ich mit einer improvisierten Aufstellung herstellte, lassen sehr befriedigende Ergebnisse erwarten. Ich hoffe, zu günstigerer Zeit die Versuche wieder aufnehmen zu können.

VI. Stereoskopische Röntgendurchleuchtung.

Einen Ausgangspunkt unserer ganzen Darstellung der Röntgenstereoskopie bildete die einfache Durchleuchtungsmethode, und wir kehren zum Schluß nochmals zu diesem Ausgangspunkt zurück, um auch für die Durchleuchtungsmethoden den Schritt von der einfachen Betrachtung eines Projektionsbildes zur stereoskopischen Betrachtung zu verfolgen.

Beschränkt man sich auf die Betrachtung des einfachen Schattenbildes, so hat man bei der Durchleuchtung dem Plattenverfahren gegenüber zwar den Nachteil, daß das Bild aus verschiedenen Gründen nicht so deutlich und reich an Einzelheiten ist, daß aber infolge der Möglichkeit, die Stellung des Körperteils zur Antikathode und zum Schirm schnell und nach Belieben zu wechseln, eine Raumvorstellung wesentlich leichter zustande kommt. Aus zwei schräg oder senkrecht zueinander gerichteten Aufnahmen vermittels einfacher Betrachtung beider Platten nacheinander sich die Raumvorstellung zu bilden, erfordert viel mehr bewußte Überlegung, wie die Lagebeurteilung bei der Durchleuchtung, bei der wir in steter Reihe auch die Zwischenbilder erhalten.

Bei der eigentlichen stereoskopischen Benutzung von nur zwei Bildern eines Gegenstandes besitzt hingegen wieder das Plattenverfahren der Durchleuchtung gegenüber große Vorteile, schon darin, daß sich die Ergebnisse festhalten und jederzeit nachprüfen lassen, sowie wegen der erwähnten größeren Deutlichkeit des Plattenbildes. Bei der Betrachtung des Schirmbildes von stärker absorbierenden Teilen liegen besondere physikalische und physiologische Umstände vor, die vor allem die geringe Deutlichkeit des Schirmbildes verschulden

(W. Trendelenburg). Das Fluoreszenzlicht ist nämlich bei stärkerer Absorption der Röntgenstrahlen zu schwach, um die gerade an der Stelle des deutlichsten Sehens allein vorhandenen Zapfen zu erregen, so daß wir unter diesen Bedingungen nur mit den parafovealen Stäbchen sehen, deren Sehschärfe nur gering ist. Nun ist zwar durch Nagel nachgewiesen worden, daß man auch im „Dämmerungssehen", das heißt nach v. Kries bei alleiniger Benutzung der Stäbchen, räumlich, sehen kann; immerhin aber kann aus diesen Gründen die stereoskopische Verwendung der Durchleuchtung niemals die stereoskopische Plattenmethode ersetzen, wenn es nicht gelingt, das Schirmbild so hell zu machen, daß auch bei der Durchleuchtung stark absorbierender Teile die sehscharfen Zapfen benutzt werden können. Auch die Durchführung einer Meßmethode am stereoskopisch betrachteten Durchleuchtungsbild findet zunächst in den besprochenen Verhältnissen voraussichtlich große Schwierigkeiten.

Kann mithin die stereoskopische Durchleuchtungsmethode[1]) mit der Plattenmethode einstweilen nicht an Bedeutung verglichen werden, so sei sie dennoch hier kurz mit berücksichtigt, damit ihr enger Zusammenhang mit den übrigen stereoskopischen Methoden gezeigt werden kann.

In Abb. 37 bezeichne *Ak I* und *Ak II* die beiden Antikathoden einer Doppelröhre (sogenannte Stereoröhre). *P, P', P"* seien drei Punkte des zu durchleuchtenden Körpers, *Sch* die Schirmfläche. Die Augen befinden sich in A_r und A_l in gleicher Entfernung vom Schirm wie die Antikathoden, in gleichem gegenseitigen Abstand wie letztere, und so angeordnet, daß die von jedem Auge zur gegenüberliegenden Antikathode gezogene Linie senkrecht auf der Schirmfläche steht. Werden jetzt die von der Antikathode *Ak I* entworfenen Bildpunkte *B, B', B"* vom linken Auge betrachtet, die von *Ak II* gelieferten vom rechten Auge, so entsteht in (*P*) (*P'*) (*P"*) ein Raumbild, das zunächst so objektgleich ist, wie es ohne weitere Hilfsmaßnahmen nur gewonnen werden kann. Wir sehen aber sogleich an der Zeichnung, daß es seitenverkehrt ist, das

---

[1]) Die ersten Versuche führte Mach und vollkommener Davidson aus (vgl. v. Rohr, binok. Instr. S. 166).

heißt, daß die linken Teile des Gegenstandes als rechte erscheinen und umgekehrt. Stellen wir uns zum Beispiel vor, daß der Kranke seinen Rücken P' den Antikathoden zuwendet, so daß also P etwa seine rechte Schulter, P'' die linke darstellt, so müßten wir das Raumbild so sehen, als ob wir unsere Augen nach (^4V) und (^1V) an die Stelle der Antikathoden gebracht hätten; der Kranke müßte uns also auch im Raumbild den Rücken zukehren und seinen rechten Arm auf unserer rechten Seite zeigen. Das ist aber, wie aus der Zeichnung ersichtlich, nur zum Teil der Fall; zwar kehrt uns das Raumbild den Rücken zu, aber der rechte Arm P des Kranken ist zum linken Arm seines Raumbildes geworden und umgekehrt. Kurz, der Gegenstand verhält sich zum Raumbild in dieser Hinsicht, wie der Gegenstand zu seinem Spiegelbild.

Ist mithin bei der stereoskopischen Durchleuchtung das Raumbild zwar nicht in strengem Sinne orthomorph, so können wir es aber doch auch nicht auf eine Stufe mit den eigentlich heteromorphen oder pseudomorphen Raumbildern stellen, die verzerrt oder zudem tiefenverkehrt sind. Denn den Fehler, den das spiegelbildlich verkehrte Raumbild hat, können wir leicht dadurch wegschaffen, daß wir alles, was uns rechte Seite des Raumbildes zu sein scheint, als dessen linke Seite bezeichnen, und umgekehrt. In der Weise kann das Raumbild doch als tauto-

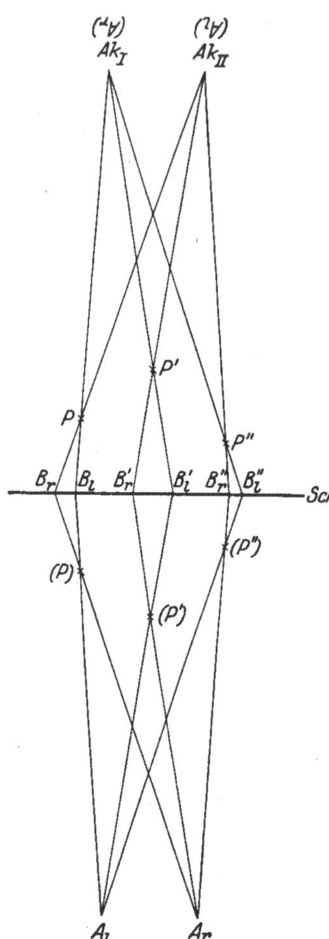

Abb. 37. Schema für richtige Anordnung bei stereoskopischer Durchleuchtung.

morph aufgefaßt werden. Es ist aber auch möglich, das Raumbild umzukehren, so daß nun die Seitenverkehrtheit aufgehoben ist. Wie Abb. 38 zeigt, braucht nur zwischen den seitlich stehenden Beobachter und den Schirm ein großer Spiegel Sp gestellt zu werden, der in Sch_v das virtuelle Schirmbild entwirft und das Raumbild in (P) (P') (P'') zustande kommen läßt; man sieht, daß nunmehr in der Tat die rechte Schulter des Raumbildes auf der rechten Seite des Beschauers liegt, und daß es diesem nach wie vor den Rükken zukehrt.

Haben wir bisher die besonders von Eijkman angegebenen Bedingungen der Orthomorphie angenommen, so zeigt die nächste Abb. 39 das Zustandekommen eines heteromorphen, verzerrten (und zudem wieder seitenverkehrten) Raumbildes. Es ist hier der Fall angenommen, daß die „Aufnahmebasis" größer ist als die Betrachtungsbasis; das Raumbild (P) (P') (P'')

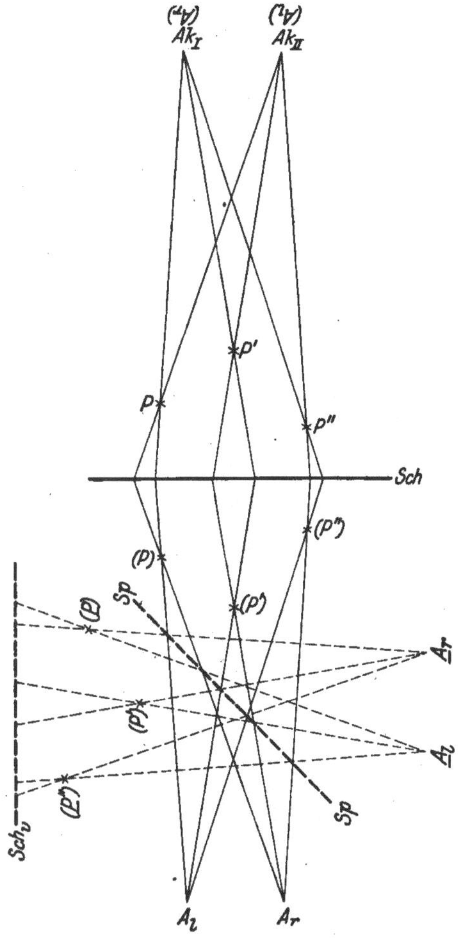

Abb. 38. (Erklärung im Text.)

ist weder in den Strecken noch in den Winkeln dem Gegenstand P P' P'' gleich. Dies Ergebnis ist zunächst überraschend, denn wir sollten annehmen, daß sich auch bei der Durchleuchtung eine modellartige Verkleinerung ohne Aufgabe der Orthomorphie (abgesehen von der nebensächlichen Seitenverkehrtheit) ebensogut erzielen lassen sollte, wie bei der stereoskopischen Plattenmethode. Das wäre aber nur der Fall, wenn sich die Projektionsbilder mit ihren Aufnahmefußpunkten auf den Abstand der Betrachtungsfußpunkte zusammenschieben ließen, was an dem Umstand scheitert, daß bei der Durchleuchtung der Akt der perspektivischen Projektion von dem der binokularen Betrachtung zeitlich nicht getrennt ist wie bei der Plattenmethode.

Ebenfalls heteromorphe Raumbilder erhält man, wenn die „Aufnahmebasis" mit der Betrachtungsbasis zwar übereinstimmt, wenn aber etwa der Abstand der Augen von dem Schirm nicht dem der Antikathoden gleich ist, oder wenn sonst von den einfachübersichtlichen Bedingungen der Orthomorphie abgewichen wird.

Diese Überlegungen sind besonders dann von Wert, wenn auch bei der stereoskopischen Durchleuchtung ein Meßverfahren zur Ergänzung der bloßen Beurteilung herangezogen werden soll. Als solches dürfte sich am meisten die unmittelbare Messung des Raumbildes mit dem Zirkel in dem Raum zwischen der Schirmfläche und dem Kopf des Beobachters empfehlen.

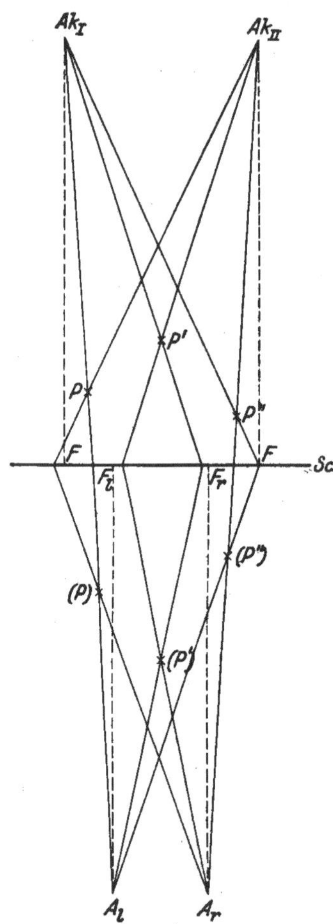

Abb. 39. Unrichtige Anordnung bei stereoskopischer Durchleuchtung.

Würde man durch die obenerwähnte Spiegeleinrichtung die Seitenverkehrtheit aufheben, so würde die Messung nur bei Benutzung eines unbelegten Spiegels möglich sein, da das Raumbild hinter der Spiegelfläche schwebt.

Ob diese Möglichkeiten einmal praktische Bedeutung erlangen, muß die Zukunft lehren.

Bei der ganzen Methode der stereoskopischen Durchleuchtung besteht nun eine Schwierigkeit, die bisher unberücksichtigt blieb. Es wurde bisher angenommen, daß ein stereoskopischer Eindruck zustande kommen kann, obgleich jedes Auge nicht nur die ihm zugehörigen Bildpunkte sieht, sondern auch die für das andere Auge bestimmten, so etwa, wie bei der Methode von Gillet verfahren wird. Dies scheint bei der Durchleuchtung nicht zu genügen, wenigstens liegen keine entsprechenden Angaben vor. Jedenfalls wird auch hier die Feinheit der stereoskopischen Verwertung der Bilder durch Erfüllung der Forderung der Bildtrennung sehr zunehmen. Diese Trennung kann nur durch ein Nacheinander der Entwerfung der beiden Bilder erreicht werden; es muß also dafür gesorgt werden — und hierfür sind tatsächlich Apparate gebaut worden (Boas; Reiniger, Gebbert und Schall; Dessauer-Veifa; Pirie) —, daß die beiden Röhrenhälften mit ihren Antikathoden $Ak\ I$ und $Ak\ II$ schnell nacheinander abwechselnd aufleuchten und daß bei Aufleuchten von I das rechte Auge, bei Aufleuchten von II das linke Auge vorübergehend verdeckt wird, während das andere allein offen ist. Wird ein rotierender Unterbrecher des Röhrenstromes angewendet und auf die gleiche Achse ein rotierendes binokulares Diaphragma gesetzt, das die Augen abwechselnd verdeckt, so ist die gewünschte Wirkung erreicht. Dies Verfahren der alternierenden Projektion und Augenverdeckung geht auf D'Almeida zurück[1]). Die bisher veröffentlichten Apparate zur stereoskopischen Durchleuchtung genügen nicht den Anforderungen der Orthomorphie.

C. Zusammenfassung
über das Verfahren der unmittelbaren Messung des stereoskopischen Raumbildes von Röntgenplattenaufnahmen.

Wenden wir uns zum Schluß von der Durchleuchtungsstereoskopie, der bis auf weiteres mehr ein theoretisches Interesse zukommt, wieder dem stereoskopischen Aufnahmever-

------

[1]) Vgl. auch Ewald und Groß.

fahren zu, dessen große praktische Bedeutung auf der Hand liegt, so erhebt sich die Frage, ob es gelungen ist, die stereoskopische Meßmethode in eine derartig einfache Form zu bringen, daß ihrer allgemeinen Anwendung nichts mehr im Wege steht. Ich zweifle nicht daran, daß diese Frage bejaht werden muß. Freilich wird vielleicht manchem die Theorie der Methode selbst noch etwas schwierig vorkommen. Es muß demgegenüber vor allem auf den glücklichen Umstand hingewiesen werden, daß das Verfahren der unmittelbaren Raumbildmessung auch von demjenigen völlig genau durchgeführt werden kann, der sich nicht stets der Einzelheiten seiner theoretischen Begründung bewußt ist. Denn es sind ja in diesem Verfahren, wie schon früher dargelegt wurde, die Geometrie und Rechnung in die Apparate selbst verlegt und es ist die Messung selber wieder zur reinen Anschauung geworden. Vorausgesetzt wird nur, daß die richtig gebauten Apparate auch richtig im Stande gehalten werden; über die richtige Einstellung der wenigen veränderlichen Teile kann aber eine einfache, von jeder Hilfskraft schnell durchführbare Prüfung Aufschluß geben.

Es sei gestattet, nochmals die Grundlinien des Verfahrens und die Benutzungsweise der Apparate zusammenzufassen.

Die Methode der unmittelbaren Messung des stereoskopischen Raumbildes erfordert zunächst ein objektgleiches (oder doch ein streng objektähnliches) Raumbild. Bei Betrachtung der stereoskopischen Aufnahmen im Spiegelstereoskop müssen die Stellungen der Blicklinien und die Netzhautbilder die gleichen sein, wie bei Betrachtung des Gegenstandes selber. Dies wird dadurch erreicht, daß die perspektivischen Zentren der Aufnahme (die Brennflecke der Antikathoden) dieselbe Stelle zu den Aufnahmen (oder zu deren virtuellen Spiegelbildern) einnehmen, wie die perspektivischen Zentren der Betrachtung, nämlich die Augendrehpunkte. Für die leichte Auffindung der richtigen Einstellung ist durch die Konstruktion der Apparate gesorgt. Da das Betrachtungsstereoskop mit durchsichtigen Spiegeln versehen ist, so ist der Ort des stereoskopischen Raumbildes für Meßinstrumente erreichbar, die im Raumbilde, dies durchdringend, erscheinen und so die gewünschten Maße, sowohl Strecken wie Winkel, unmittelbar ohne Rechnung ergeben.

Am Aufnahmeapparat wird durch eine einfache Visiervorrichtung der richtige Abstand der Antikathode von der Platte sowie ihre Zentrierung über die Plattenmitte gefunden. Mittels eines Zentrierrohres wird diese vorläufige Zentrierung in wenigen Augenblicken auf einen hohen Grad von Genauigkeit gebracht. Diese Einstellung der Röhre, die von jeder Hilfskraft vorgenommen werden kann, ist nur gelegentlich nachzuprüfen; es wird sich in der Zwischenzeit bei richtiger Behandlung der Apparate nichts verändert haben. Am Stereoskop ist auf die richtige Auflagerung der Negativplatten auf die Plattenträger zu achten, was mit Hilfe der Fußpunktmarken leicht möglich ist. Bei Benutzung des Okulars mit veränderlicher Spiegelstellung ist noch zu beachten, daß die an einer Skala ablesbare Einstellung mit der Augendistanz des Beobachters übereinstimmt sowie daß der Kopf richtig gehalten ist. Will man die Methode und Apparate prüfen, so stellt man sich eine Stereoaufnahme eines skelettierten Gesichtsschädels oder dergleichen her; man legt diese Prüfungsaufnahmen auf das Stereoskop, hält den Schädel selber in das Raumbild in richtiger Lage hinein und sieht zu, ob Schädel und stereoskopisches Raumbild Linie für Linie übereinstimmen oder die mit dem Zirkel gemessenen Maße der Wirklichkeit entsprechen. In diesem Falle ist die Einstellung der Apparate und ihre Benützung zuverlässig richtig. Diese Prüfung braucht bei einigermaßen schonendem Umgang mit dem Apparat kaum wiederholt zu werden. Sehr zweckmäßig ist es auch, Drahtmodelle einfacher geometrischer Körper zur Prüfung der Methode aufzunehmen und die gemessenen Werte mit dem Objekt oder sogleich das Raumbild mit dem hineingehaltenen Objekt zu vergleichen. Jedenfalls sind wir in der Lage, die Richtigkeit der Anwendung dieser Methode so unmittelbar und anschaulich zu erweisen, wie es wohl kaum bei einem anderen Röntgenmeßverfahren möglich ist.

Über das eigentliche Messungsverfahren braucht zusammenfassend nicht viel wiederholt zu werden. Man mißt einfach das, was man sieht, und so, wie man es sieht, und man benutzt dazu allbekannte Instrumente. Meistens genügt ein gewöhnlicher Zirkel, dessen Spitzen zweckmäßig ganz kleine Messingknöpfchen aufgesetzt werden, so daß man bei jeder Haltung

des Zirkels zwei feine Lichtpünktchen sieht, wenn man den
Zirkel mit einer vor der Stirn am Stereoskop angebrachten
Metallfadenlampe beleuchtet. Auch Winkel sind im Raumbild
mittels eines Stangenzirkels leicht unmittelbar einzustellen und
an einem Winkelmaß abzulesen. Alle Messungen werden ganz
unabhängig von theoretischen Überlegungen oder Rechnungen
oder geometrischen Zeichnungen unmittelbar ausgeführt.

Vielfach wird es als ein Kennzeichen einer guten Orts-
bestimmungsmethode angesehen, daß sich nach ihren Angaben
die Geschosse operativ leicht auffinden lassen. Selbstverständlich kann das Auffinden oder Nichtauffinden eines Geschosses
niemals ohne weiteres ein Urteil über die Brauchbarkeit einer
Methode ermöglichen. Die Richtigkeit einer Methode muß in
viel direkterer Weise erwiesen werden. Am besten ist es, an
Skeletteilen oder Drahtmodellen Bestimmungen auszuführen,
an denen sehr leicht die Probe auf die Richtigkeit angestellt
werden kann, die bei einer Operation doch durch zu viele
Nebenumstände getrübt wird. Ich glaube, daß man nach verschiedenen Bestimmungsmethoden Geschosse gut finden kann
und daß die Geschosse am leichtesten gefunden werden, wenn
die Ortsbestimmung durch den Operierenden selber ausgeführt
wurde, weil durch die Vornahme der Ortsbestimmung eben die
Vorstellung über die räumlichen Beziehungen ganz anders ge-
weckt werden können, wie durch das bloße Lesen eines schrift-
lichen Befundes, der immer mehr oder weniger unanschaulich
sein wird. Noch mehr Anschaulichkeit kann man ihm verleihen, wenn man sich das Hauptergebnis des Befundes an
einem Skelett dadurch angibt, daß man etwa ein Geschoß (oder
Nachbildung des Fremdkörpers) dem Befund entsprechend mit
Draht an den Knochen oder in ihrer Nähe befestigt. Die
stereoskopische Methode aber enthält allen anderen Methoden
gegenüber, die bloße Durchleuchtung vielleicht ausgenommen,
den großen Vorteil, unmittelbar anschaulich zu sein, und
zwar wiederum noch mehr, wie die bloße Durchleuchtung. Der
Operierende kann, ohne selbst an der Ortsbestimmung beteiligt
zu sein, durch einen Blick auf das völlig objektgleich eingestellte Raumbild sich über alle Lagebeziehungen unmittelbare
Kenntnisse verschaffen, kann die vom operativen Standpunkt
aus wichtigsten Maße sofort selbst mit einem Zirkel ohne jede

rechnerische Schwierigkeit dem stereoskopischen Raumbild entnehmen und sich dadurch manche Raumbeziehungen noch mehr verdeutlichen. Auch kann er sich unmittelbar vor oder während der Operation den Fall durch einen Blick in das Stereoskop nochmals ins Gedächtnis zurückrufen. Es kann mithin gar kein Zweifel sein, daß die stereoskopischen Betrachtungs- und Meßmethoden, die mit objektgleichen Raumbildern arbeiten, auch vom Standpunkt der leichten Auffindung der Geschosse sehr große Vorteile bieten.

Zum Unterschied von den meisten rein-geometrischen Raumbestimmungsmethoden, die etwas einseitig' nur die Geschoßbestimmung in den Vordergrund rücken, wird die stereoskopische Meßmethode auch in der Friedenschirurgie bei den mannigfachsten Aufgaben gute Dienste leisten, weil sie eben die feinsten Einzelheiten des Schattenbildes noch zu Raummessungen zu verwerten gestattet, was keiner anderen Methode in dieser Weise möglich ist. Damit wird der in der Notwendigkeit der Beschaffung von besonderen Apparaten liegende Nachteil reichlich aufgehoben. Die für Röntgendiagnostik gemachten Ausgaben werden zudem gewiß an Unterstützungs- und Entschädigungsgeldern in vielfacher Höhe wieder eingespart.

So hoffe ich, daß die stereoskopische Röntgenmethode in der hier vorgeschlagenen Form sich Freunde erwerben wird, die sie weiter für die Behandlung von Verletzten und Kranken nutzbar machen.

D. Schriftenverzeichnis.

v. Albada, L. E. W., Der Einfluß der Akkommodation auf die Wahrnehmung von Tiefenunterschieden. v. Gräfes Arch. f. Ophthalm. **54.** 430—435. 1902.

Albers-Schönberg, Beitrag zur Projektildiagnose. Deutsche med. Wochenschr. **1915.** 1477—1481.

D'Almeida, J. Ch., Ein neuer Stereoskopapparat. Compt. rend. **47.** 61—63. 1858. Herausgegeb. von v. Rohr in Ostwalds Klassiker **168.** 103—105. Leipzig 1908.

Bartholdy, K., Vereinfachtes Verfahren zur Stereoskopie von Röntgenbildern. Zentralbl. f. Chir. **1902.** 1225—1228.

Beck, E. G., Stereoskopische Radiographie als diagnostisches Hilfsmittel bei Lungentuberkulose. Fortschr. a. d. Geb. d. Röntgenstr. **15.** 303 bis 310. 1910.

Beck, E. G., Die stereoskopische Radiographie in der Chirurgie, ihre Vorteile gegenüber dem einfachen Radiogramm. Fortschr. a. d. Geb. d. Röntgenstr. **18**. 315—323. 1912.

Becker, O., und A. Rollet, Beiträge zur Lehre vom Sehen der dritten Dimension. Sitzungsber. d. math.-naturw. Kl. d. Akad. d. Wiss. Wien. **43**. (II.) 667—706. 1861.

Becker, E., Über Röntgenstereoskopie. Zentralbl. f. Chir. **1904**. 1114 bis 1119.

Boas, H., Verfahren und Apparate zur Erzeugung stereoskopischer Röntgenbilder auf dem Leuchtschirm. Verhdl. d. Deutschen physikal. Ges. 2. 45—52. 1900.

Brauneck, Zur Fremdkörperlokalisation und Röntgenstereoskopie. Deutsche med. Wochenschr. **1915**. 498.

Brewster, D., Beschreibung mehrerer neuer und einfacher Stereoskope um eine oder mehrere ebene Darstellungen von Körpern als solche vorzuführen. Transact. Scott. Roy. Soc. of Arts **1849**; Phil. Magaz. (4.) **3**. 16—26. 1852. Herausgegeben von v. Rohr in Ostwalds Klassikern **168**. 38—51. 1908.

Brewster, D., Beschreibung einer Doppelkamera und einer Methode, von lebensgroßen und von Kolossalbildwerken sowie von lebenden Figuren Darstellungen zu erhalten, die im Stereoskop als körperliche Gebilde vorgeführt werden können. Phil. Transact. **1852**. 1—17. Herausgegeben von v. Rohr in Ostwalds Klassikern **168**. 52—57. Leipzig 1908.

Brückner, E., Oberleutnant Ed. Ritter von Orels Stereoautograph als Mittel zur automatischen Herstellung von Schichtplänen und Karten. Mitteil. d. k. k. Geograph. Ges. in Wien **1911**. Heft 4. 227—242.

Bucky, G., Eine neue stereophotographische Deckungsmethode für anatomische, technische und stereometrische Zwecke. Zeitschr. f. wiss. Photogr. 5. 141—151. 1907.

Caldwell, E. W., Stereographie des uropoetischen Systems. Amer. Roentgen-Ray Soc. **1910**. Bericht in Fortschr. a. d. Geb. d. Röntgenstr. **17**. 403. 1910.

Case, J. T., Die Röntgenstereoskopie des Magens und des Darmes. Münch. med. Wochenschr. **1912**. 27—29.

Case, J. T., Die Bedeutung der Stereoröntgenographie, speziell des Verdauungstraktes. Fortschr. a. d. Geb. d. Röntgenstr. **18**. 399—406. 1912.

Christen, Th., Eine Vereinfachung zur Tiefenbestimmung von Fremdkörpern. Münch. med. Wochenschr. **1915**. 1519.

Cohen, R. G., Elektrische Fremdkörpersonde mit Annäherungsanzeigervorrichtung. Münch. med. Wochenschr. **1915**. 701—702.

Cromback, J., Einfacher Meßapparat zur Fremdkörperbestimmung. Münch. med. Wochenschr. **1915**. 1132—1133.

Czapski, S., Das Auge. Winkelmanns Handb. d. Physik 6. (1); Optik 1. 261—270. 1904.

Czermak, P., Stereoskopbilder mit Röntgen-Strahlen. Photogr. Arch. **37**. 163—166. 1896 und Abb. S. 232/233.

Davidson, Ann. d'Electrobiol., Electrothérap. et d'Electrodiagnostic 1. Heft 3. 1898. Angeführt nach Schürmayer.

Davidson, M., Stereoscopic Roentgen-Rays. The Brit. Journ. of Phot. 46. No. 2046. 452. 1899; angeführt nach v. Rohr.

Dessauer, Kinematographische und stereoskopische Arbeiten mit Röntgenstrahlen. Bericht in Fortschr. a. d. Geb. d. Röntgenstr. 21. 365—368. 1913.

Dessauer, Fr., Die neuesten Fortschritte in der Röntgenphotographie (Phasenaufnahmen, Bewegungsaufnahmen, Kinematographie mit Röntgenstrahlen). Arch. f. physikal. Med. u. med. Technik 7. Heft 2. 1912.

Dönitz, E., Augenabstandsmesser. Zeitschr. f. Instrumentenkunde 21. 260—265. 1901.

Dolezal, E., Über Photogrammetrie. Verhdl. d. Ges. Deutsch. Naturf. u. Ärzte 1913. I. 148—159.

Dolezal, E., Photographische Meßkunst. Photogrammetrie. Handw. d. Naturwiss. 7. 754—763. 1912.

Dolezal, E., Die Anwendung der Photographie in der praktischen Meßkunst. Enzykl. d. Photogr. Heft 22. Halle, Knapp. 1896.

Drüner, Über die Stereoskopie und stereoskopische Messung in der Röntgentechnik. I. Teil. Die Stereoskopie. Fortschr. a. d. Geb. d. Röntgenstr. 9. 225—253. 1905/06. — II. Teil. Die stereoskopische Messung. Ebenda 10. 309—345. 1906/07.

Drüner, Über stereoskopische Röntgenographie. Fortschr. a. d. Geb. d. Röntgenstr. 14. 207—209. 1909/10.

Drüner, Behelfe zur Fremdkörperbestimmung. Med. Klin. 1914. 1729—1732.

Drüner, Die Bestimmung der Geschoßlage mittels der Stereoskopie. Med. Klin. 11. 971. 1915.

Drüner, Über den Stereoplanigraphen und seine Verwendung zur Lagebestimmung von Geschossen. Deutsche med. Wochenschr. 1916. 1482—1486. (Diese Veröffentlichung wurde mir erst nach Fertigstellung meiner Arbeit zugänglich.)

Duken, J., Über Fremdkörperbestimmung mit besonderer Berücksichtigung der Augenverletzungen. Münch. med. Wochenschr. 1915. 1127—1129.

Dunham, K., Stereoskopische Thoraxaufnahmen. Bericht in Fortschr. a. d. Geb. d. Röntgenstr. 17. 402. 1910.

Edling, L., Über die Anwendung des Röntgenverfahrens bei der Diagnose der Schwangerschaft. Fortschr. a. d. Geb. d. Röntgenstr. 17. 345—355. 1911.

Eijkman, P. H., Stereoröntgenographie. Fortschr. a. d. Geb. d. Röntgenstr. 13. 355—382. 1908/09.

Eijkman, P. H., Neue Anwendungen der Stereoskopie. Fortschr. a. d. Geb. d. Röntgenstr. 13. 382—391. 1908/09.

Elektrizitätsgesellschaft „Sanitas", Durchleuchtungslokalisation mittels der Blendenränder. Fortschr. a. d. Geb. d. Röntgenstr. 24. 235—236. 1916.

Ewald, J. R., und O. Groß, Über Stereoskopie und Pseudoskopie. Pflügers Arch. 115. 514—532. 1906.

Exner, S., Eine Vorrichtung zur Bestimmung von Lage und Größe eines Fremdkörpers mittels Röntgenstrahlen. Wiener klin. Wochenschr. **1897**. 1—3.

Freund, L., und A. Praetorius, Die radiologische Fremdkörperlokalisation bei Kriegsverwundeten. Berlin-Wien, Urban & Schwarzenberg. 1916.

Fürstenau, R., Über einen neuen Röntgentiefenmesser. Fortschr. a. d. Geb. d. Röntgenstr. **11**. 281—285. 1907.

Fürstenau, R., Über den Röntgentiefenmesser. Verhdl. d. Deutsch. Röntgen-Ges. **5**. 131—136. 1909.

Fürstenau, R., Zur Fremdkörperlokalisation. Berl. klin. Wochenschr. **1915**. 760.

Fürstenau, R., Zur Kritik der Lokalisationsmethodik. Fortschr. a. d. Geb. d. Röntgenstr. **24**. 125—138. 1916.

Gillet, Eine Modifikation des stereoskopischen Verfahrens zur Bestimmung der Lage von Fremdkörpern. Fortschr. a. d. Geb. d. Röntgenstr. **9**. 376—378. 1905.

Gillet, Die Röntgenstereoskopie mit unbewaffnetem Auge und ihre Anwendung für die stereometrische Messung. Fortschr. a. d. Geb. d. Röntgenstr. **10**. 108—114. 1906/07.

Gillet, Neues Verfahren zur metrischen Bestimmung der Lage von Fremdkörpern oder Organteilen zueinander vermittels der Röntgenstrahlen. Bericht in Fortschr. a. d. Geb. d. Röntgenstr. **11**. 214—215. 1907.

Gillet, Fortschr. a. d. Geb. d. Röntgenstr. **11**. 123—125. 1907.

Gillet, Neue Erfolge in der Bestimmung der Lage von Fremdkörpern mittels Röntgenstrahlen. Münch. med. Wochenschr. **1910**. 1838—1840.

Gocht, Die Lagebestimmung von Fremdkörpern nach Gillet. Deutsche med. Wochenschr. **1916**. 220—223.

Graeßner, Die Lokalisation der Fremdkörper nach der Fürstenauschen Methode. Verhdl. d. Deutsch. Röntgen-Ges. **4**. 124—126. 1908.

Grashey, Feldmäßige Improvisation röntgenologischer Hilfsgeräte und deren Verwendung zur Fremdkörperlokalisation und Orthoröntgenographie. Münch. med. Wochenschr. **1916**. 137—139.

Grisson, Einfaches Verfahren und Vorrichtungen zur Feststellung des Sitzes von Fremdkörpern, insbesondere von Geschossen u. dgl., mit Röntgenstrahlen. Bericht in Fortschr. a. d. Geb. d. Röntgenstr. **23**. 96—98. 1915.

Groedel, Fr. M., Über die Herstellung stereoskopischer Momentröntgenogramme der Eingeweide des menschlichen Körpers. Fortschr. a. d. Geb. d. Röntgenstr. **13**. 83—86. 1908/09.

Gruenhagen, E., und E. Runge, Zur röntgenologischen Tiefenbestimmung von Fremdkörpern. Münch. med. Wochenschr. **1915**. 1129—1131.

Grützner, P., Einige Versuche über stereoskopisches Sehen. Pflügers Arch. **90**. 525—582. 1902.

Haenisch, Gynäkologische Beckenmessung mittels des Röntgenverfahrens. Monatsschr. f. Geburtsh. u. Gynäkol. **36**. 609—611. 1912.

Hammesfahr, K., Sucher, um bei Röntgendurchleuchtung die Lage von Fremdkörpern unmittelbar vor der Operation zu bestimmen. Fortschr. a. d. Geb. d. Röntgenstr. **23**. 423—425. 1916.

Hanausek, J., Von den Fehlern, die durch die Bewegungen des Körpers zwischen zwei Expositionen bei der Abbildung und Ausmessung der Stereoröntgenogramme entstehen. Fortschr. a. d. Geb. d. Röntgenstr. 22. 299—309. 1915.

Hanausek, J., Zur Theorie der stereoskopischen Abbildung und der Ausmessung der Röntgenogramme. Fortschr. a. d. Geb. d. Röntgenstr. 22. 309—313. 1915.

Hartert, W., Eine sichere röntgenologische Methode zur Geschoßlokalisation. Münch. med. Wochenschr. 1914. 2451—2452.

Hasselwander, A., Über die Methodik des Röntgenverfahrens in der Anatomie. Verhdl. d. Anatom. Ges., 26. Versamml. München. 69—79. Jena, Fischer. 1912.

Hasselwander, A., Über die Anwendung der Stereophotogrammetrie des Röntgenbildes in der feldärztlichen Tätigkeit. Münch. med. Wochenschr. 1915. 1515—1519.

Hasselwander, A., Beiträge zur Methodik der Röntgenographie. II. Die Stereoröntgenogrammetrie (Stereoskiagraphie, Stereoskiaplastik). Fortschr. a. d. Geb. d. Röntgenstr. 24. 345—368. 1916.
(Diese Veröffentlichung wurde mir erst nach Fertigstellung meiner Arbeit zugänglich.)

Heine, L., Sehschärfe und Tiefenwahrnehmung. Arch. f. Ophthalm. 51. 146—172. 1900.

Heine, L., Über „Orthoskopie" oder über die Abhängigkeit relativer Entfernungsschätzungen von der Vorstellung absoluter Entfernung. Arch. f. Ophthalm. 51. 563—572. 1900.

Heine, L., Über Orthostereoskopie. Arch. f. Ophthalm. 53. 306—315. 1902.

Heine, L., Über stereoskopische Messung. Arch. f. Ophthalm. 55. 285 bis 301. 1903.

Heine, L., Stereoskopie. Handwörterb. d. Naturw. 9. 510—520. 1913.

Heinemann, Th., Die diagnostische Verwertung der Röntgenstrahlen in der Geburtshilfe. Zeitschr. f. Geburtsh. u. Gynäk. 73. 92—136. 1913.

Helmholtz, H., Das Telestereoskop. Poggendorffs Annalen 102. 167—175. 1857. Hrsgeg. von v. Rohr in Ostwalds Klassiker 168. 95—102. 1908.

Helmholtz, H., Handb. d. physiol. Optik. III. Aufl. 1909—1911.

Hering, E., Über die Herstellung stereoskopischer Wandbilder mittels Projektionsapparates. Pflügers Arch. 87. 229—238. 1901.

Heß, W. R., Unmittelbar wirkende Stereoskopbilder. „Die Umschau" 1914. 747—750. Vgl. Zeitschr. f. wiss. Photogr. 14. 1914. 33—38.

Hildebrand, H., Über einen neuen Apparat zur Herstellung von stereoskopischen Röntgenbildern. Fortschr. a. d. Geb. d. Röntgenstr. 3. 171—174. 1899/1900.

Hölder, H., Der Schwebemarkenlokalisator. Bemerkungen zu obigem Aufsatz von Dr. H. Wachtel. Münch. med. Wochenschr. 1914. 2426.

Hofmann, F. B., Die Lehre vom Raumsinn des Doppelauges. Ergebn. d. Physiol. 15. 238—339. 1915.

Hofmann, F. B., Raumsinn des Auges. — Augenbewegungen. Tigerstedts Handb. d. physiol. Method. 3. (1). 100—224. 1914.

Hohlweg, H. R., Bemerkungen zur radiologischen Stereogrammetrie nach Prof. Hasselwander. Med. Klin. 1916. 698—700.

Holmgren, Fr., Über den Augenabstand der Farbenblinden. Arch. f. Ophthalm. **25**. (1). 135—160. 1879. (Enthält Durchschnittswerte für den Normalen.)

Holth, S., Zur Röntgenlokalisation okularer Fremdkörper. Fortschr. auf d. Gebiete d. Röntgenstrahlen **8**. 249—253. 1904/05.

Holzknecht, Fremdkörperlokalisation. Münch. med. Wochenschr. **1914**. 2197—2200.

Holzknecht, Die operative Aufsuchung der Fremdkörper unter unmittelbarer Leitung des Röntgenlichtes. Münch. med. Wschr. **1916**. 185—189.

Holzknecht, G., und P. Dömeny, Die Fremdkörperextraktion aus dem Gehirn. Zeitschr. f. Heilk. **24**. N. F. **5**. 59—80. 1904.

Holzknecht und Wachtel, Das Fremdkörpertelephon. Nach dem Ben-Kaufmannschen Prinzip für chirurgische Zwecke durchgebildet. Münch. med. Wochenschr. **1915**. 1245—1247.

Holzknecht, G., und O. Sommer, Durchleuchtungslokalisation mittels der Blendenränder. Münch. med. Wochenschr. **1916**. 491—493.

v. Hübl, A., Stereophotogrammetrie. Verhdl. d. Ges. Deutsch. Naturf. u. Ärzte **1913**. I. 160—165.

Jentzsch, F., Das binokulare Mikroskop. Zeitschr. f. wiss. Mikroskop. **30**. 299—318. 1913.

Jödicke, P., Ein Kugelsucherapparat. Münch. med. Wschr. **1915**. 702.

v. Karajan, R., und G. Holzknecht, Eine Lokalisationsmethode für Fremdkörper in den Extremitäten. Fortschr. auf d. Gebiete d. Röntgenstrahlen **4**. 174—177. 1900/01.

Kaestle, K., Röntgenologische Fremdköpersuche bei Kriegsverwundeten. Med. Klin. **11**. 946—948. 1915.

Kaestle, K., Das verbesserte Trochoskop als Untersuchungs- und röntgenoskopischer Operationstisch. Münch. med. Wochenschr. **1916**. 493—494.

Katz, L., Der Salowsche Tiefenmesser. Zur röntgenologischen Lagebestimmung von Fremdkörpern auf Grund eines Stereogramms. Berl. klin. Wochenschr. **1915**. 771—773.

Katz, L., und W. Salow, Zur Fremdkörperlokalisation. Berl. klin. Wochenschr. **1915**. 547—548.

Kautzky, A., Fremdköperlokalisation mittels einer Durchleuchtung und einer Aufnahme. Münch. med. Wochenschr. **1916**. 246—248.

Kayser, K., Geburtshilfliche Röntgendiagnose. Fortschr. a. d. Geb. d. Röntgenstrahlen **22**. 1—7. 1914.

Kehrer, E., und F. Dessauer, Versuche und Erfahrungen mit der röntgenologischen Beckenmessung. Münch. med. Wschr. **1914**. 22—25.

Köhler, A., Zur Technik des Fremdkörpernachweises im Auge. Fortschr. a. d. Geb. d. Röntgenstrahlen **6**. 190. 1902/03.

Köhler, A., Stereoskopische Thoraxröntgenogramme. Fortschr. a. d. Geb. d. Röntgenstrahlen **9**. 398—400. 1905.

Köhler, A., Schußverletzungen der Knochen im heutigen Kriege. Fortschr. a. d. Geb. d. Röntgenstrahlen **22**. 512—517. 1915.

Köhler, A., Zur Vereinfachung der röntgenologischen Fremdkörperlokalisation (Kombination von Stereoskopie und Fürstenau-Tiefenbestimmung). Deutsche med. Wochenschr. **1916**. 752—753.

v. Kries, J., Zur Theorie der binokularen Instrumente. Handb. d.
physiol. Optik von Helmholtz **3**. 534—564. 3. Aufl. 1910.

Kunz, C., Die operative Entfernung von Geschossen mittels einer neuen
Lokalisationsmethode (Orientierungsmethode). Münch. med. Wochenschr. **1915**. 1582—1584.

Lambertz, Die Perspektive in den Röntgenbildern und die Technik
der Stereoskopie. Fortschr. a. d. Geb. d. Röntgenstr. **4**. 1—36. 1900/01.

Levy-Dorn, Eine Kassette für Aufnahme mehrerer Röntgenbilder hinter-
einander. Fortschr. a. d. Geb. d. Röntgenstr. **3**. 107—108. 1899/1900.

Levy-Dorn, M., Zur Lokalisation der anatomischen Gebilde mit
Röntgenstrahlen. Berl. klin. Wochenschr. **1915**. 1233—1237.

Loewenthal, S., und J. Nienhold, Über elektrische Fremdkörper-
sonden. Münch. med. Wochenschr. **1915**. 1131—1132.

Lorey, A., Ein Aufnahmeapparat für stereoskopische Momentaufnahmen.
Fortschr. a. d. Geb. d. Röntgenstrahlen **20**. 288—294. 1913.

Lossen, K., Eine neue Brille zur Stereoskopie großer Bilder. Fortschr.
a. d. Geb. d. Röntgenstrahlen **7**. 134—135. 1903/04.

Mach, E., Über wissenschaftl. Anwendungen der Photographie u. Stereoskopie. Sitzungsber. d. Wien. Akad. d. Wiss. **54**. II. 123—126. 1866.

Manges, W. F., Beschreibung einer Methode zur Messung des weiblichen
Beckens. Bericht in Fortschr. a. d. Geb. d. Röntgenstr. **17**. 404. 1910.

Marie, T., et H. Ribaut, Stéréoscopie de précision appliquée à la radiographie. Compt. rend. de l'Acad. d. Sc. Paris **124**. 613—616. 1897.

Marie, T., et H. Ribaut, Sur la superposition de deux couples stéréo-
scopiques. Compt. rend. de l'Acad. d. Sc. Paris **127**. 321—324. 1898.

Marie, T., et H. Ribaut, Sur un appareil de mesure simple et
général pour la stéréoscopie: le stéréomètre. Compt. rend. de l'Acad.
d. Sc. Paris **128**. 1008—1009. 1899.

Marie, T., et H. Ribaut, Nouveau stéréomètre permettant la dé-
termination de trois coordinées rectangulaires d'un point quelconque
d'un objet radiographié stéréoscopiquement. Compt. rend. de l'Acad.
d. Sc. Paris **130**. 748—750. 1900.

Martius, H., Über Beckenmessung mit Röntgenstrahlen; die Fernaufnahmen und der Kehrer-Dessauersche Beckenmeßstuhl. Fortschr. a.
d. Geb. d. Röntgenstrahlen **22**. 601—616. 1915.

Mathias, Fr., Über ein einfaches Mittel zur direkten Betrachtung
stereoskopischer Röntgenaufnahmen. Fortschr. a. d. Geb. d. Röntgenstrahlen **7**. 189—192. 1903/04.

Meisel, Ein neues Lokalisationsverfahren mittels metallischer Koordi-
natensysteme. Münch. med. Wochenschr. **1915**. 529—531.

Nagel, W. A., Stereoskopie u. Tiefenwahrnehmung im Dämmerungssehen.
Zeitschr. f. Psychol. u. Physiol. d. Sinnesorgane **27**. 264—266. 1901.

Neumann, W., Eine neue Methode der Fremdkörperlokalisation. Münch.
med. Wochenschr. **1915**. 1635—1638.

Nolting, Geschoßharpunierung von Weski. Berl. klin. Wochenschr. **1916**.
1150—1152.

Panconcelli-Calzia, G., Experimentelle Versuche zur Erweiterung des
Müllerschen Verfahrens zur Fremdkörperlokalisation. Fortschr. a. d.
Geb. d. Röntgenstrahlen **24**. 123. 1916.

Pennemann, G., Mathematische Lokalisation von Fremdkörpern mit Hilfe der Stereoskop-Kompressionsblende von Albers-Schönberg. Fortschr. a. d. Geb. d. Röntgenstrahlen **13**. 305—312. 1908/09.

Perthes, G., Über Fremdkörperpunktion. Zentralbl. f. Chir. **1902**. Nr. 32.

Perthes, G., Radiographischer Nachweis und operative Entfernung einer Messerklinge nach siebenundzwanzigjährigem Verweilen im Wirbelkanal, nebst Mitteilung einer radiographischen Methode zur Beurteilung der relativen Lage eines Fremdkörpers. Fortschr. a. d. Geb. d. Röntgenstrahlen **7**. 177—182. 1903/04.

Perthes, Über Operationen unter unmittelbarer Leitung der Röntgenstrahlen. Zentralbl. f. Chir. **1904**. Nr. 18.

Pirie, A. H., Synchronous stereoskope for use with a fluorescent screen. Brit. med. Journ. **2**. (2). 916. 1911.

Pulfrich, C., Über den von der Firma Carl Zeiß in Jena hergestellten stereoskopischen Entfernungsmesser. Pysikal. Zeitschr. **1899**. Nr. 9.

Pulfrich, C., Über eine Prüfungstafel für stereoskopisches Sehen. Zeitschr. f. Instrumentenkunde **21**. 249—260. 1901.

Pulfrich, C., Über einige stereoskopische Versuche. Zeitschr. f. Instrumentenkunde **21**. 221—224. 1901.

Pulfrich, C., Über neuere Anwendungen der Stereoskopie und über einen hierfür bestimmten Stereo-Komparator. Zeitschr. f. Instrumentenkunle **22**. 65—81. 133—141. 178—192. 229—246. 1902.

Pulfrich, C., Über eine neue Art der Herstellung topographischer Karten und über einen hierfür bestimmten Stereo-Planigraphen. Zeitschr. f. Instrumentenkunde **23**. 133—148. 1903.

Pulfrich, C., Neue stereoskopische Versuche, insonderheit Demonstration der durch die Erweiterung des Objektivabstandes hervorgerufenen spezifischen Wirkung der Zeißschen Doppelfernrohre. Zeitschr. f. Instrumentenkunde **25**. 233—242. 1905.

Pulfrich, C., Über ein neues Verfahren der Körpervermessung. Arch. f. Optik **1**. 42—58. 1907.

Pulfrich, C., Stereoskopisches Sehen und Messen. Jena, Fischer, 1911.

Pulfrich, C., Über Stereo-Photogrammetrie. Vortragsbericht. Die Naturwissenschaften. **1**. 279—280. 1913.

Pulfrich, C., Raumbild-Meßgeräte für stereoskopische Röntgenaufnahmen. (Erscheint demnächst, nach persönl. Mitt., in Zeitschr. f. Instrumentenkunde.)

Reiniger, Gebbert und Schall, Eine neue Umschaltervorrichtung für stereoskopische Röntgendurchleuchtung. Fortschr. a. d. Geb. d. Röntgenstrahlen **5**. 197—200. 1902.

v. Rohr, M., Das Sehen. Winkelmann-Handb. d. Physik. 2. Aufl. **6**. 270—295.

v. Rohr, M., Die optischen Instrumente. „Aus Natur u. Geisteswelt". **88**. Bändchen. Leipzig, Teubner, 1906.

v. Rohr, M., Die binokularen Instrumente. Berlin, Springer, 1907.

v. Rohr, M., Abhandlungen zur Geschichte des Stereoskops. Ostwalds Klassiker Nr. 168. Leipzig, Engelmann, 1908. (Enthält Erläuterungen und zum Teil Übersetzungen der Arbeiten von Wheatstone, Brewster, Riddell, Wenham, Helmholtz, D'Almeida, Harmer.)

v. Rohr, M., Die Theorie des Doppelveranten, eines Instrumentes zur korrekten Betrachtung von Stereogrammen und Paaren identischer Bilder. Zeitschr. f. wissenschaftl. Photogr. 2. 336—351. 1904.

Rollet, A., Physiologische Versuche über binokulares Sehen, angestellt mit Hilfe planparalleler Glasplatten. Sitzungsber. d. Wien. Akad. d. Wiss. 42. 488—502. 1860.

Rollmann, W., Zwei neue stereoskopische Methoden. Poggend. Ann. d. Physik u. Chem. 90. 186—187. 1853.

Runge, E., und E. Grünhagen, Zur röntgenologischen Beckenmessung. Monatsschr. f. Geburtshilfe u. Gynäkol. 42. 292—307. 1915.

Ryland, H. S., und B. T. Lang, An instrument for measuring the distance between the centres of rotation of the two eyes. Proc. Roy. Soc. Ser. B. Vol 85 (No. B. 576). 53—55. 1912.

Salzer, Zur Lokalisation von Fremdkörpern in Auge und Orbita mit Röntgenstrahlen. Münch. med. Wochenschr. 1915. 1719—1720.

Schjerning, Thöle u. Voß, Die Schußverletzungen. Hamburg, Graefe & Sillem 1902.

Schmerz, H., Über röntgenologische Lokalisation von Fremdkörpern. Münch. med. Wochenschr. 1916. 40—41.

Schulz, E., Röntgenographisches Verfahren zur Bestimmung des Sitzes eines in den Körper eingedrungenen Geschosses mit einfachen Hilfsmitteln. Fortschr. a. d. Geb. d. Röntgenstrahlen 22. 509—512. 1915.

Schürmayer, Br., Eine Vereinfachung und Abänderung des Verfahrens nach Davidson zur Bestimmung der Lage von Fremdkörpern im Organismus durch Doppel-Röntgenphotographie. Fortschr. a. d. Geb. d. Röntgenstrahlen 4. 81—89. 1900/01.

Schwarz, G., „Stellsonde"-Verfahren, eine Methode der Operation von Projektilen (Fremdkörpern). Deutsche med. Wschr. 1915. 1418—1422.

Snook, H. Cl., Physikalische und optische Grundlagen der stereoskopischen Röntgenographie. Bericht in Fortschr. a. d. Geb. d. Röntgenstrahlen 17. 402. 1911.

Sorge, K., Fremdkörperlokalisation vermittelst Röntgenstrahlen. Fortschr. a. d. Geb. d. Röntgenstrahlen 20. 555—573. 1913.

Stolze, F., Die Stereoskopie und das Stereoskop in Theorie und Praxis. Enzykl. d. Photogr. Heft 19. 2. Aufl. Halle, Knapp, 1908.

Sträter, Apparat zur Feststellung des Kopfes und der Gliedmaßen. Fortschr. a. d. Geb. d. Röntgenstrahlen 7. 318—322. 1903/04.

Sudek, P., Druckentzündung im Fußgelenk durch einen abgesprengten Knochensplitter des Malleolus externus im stereoskopischen Röntgenbild. Fortschr. a. d. Geb. d. Röntgenstrahlen 3. 205—207. 1899/1900.

Trendelenburg, Fr., Schußverletzung des Herzens mit Einheilung der Kugel. Verh. d. Deutsch. Ges. f. Chirurgie 1912. 26—27. (Ausführlich mitgeteilt von O. Riethus, Deutsche Zeitschr. f. Chir. 67. 414—446.)

Trendelenburg, W., Das zentrale Nervensystem der warmblütigen Tiere (Methodik). Tigerstedts Handb. d. physiol. Method. 3. (2). 1910. Darin Seite 36 u. f. und 109 u. f.

Trendelenburg, W., Stereoskopische Meßmethoden an Röntgenaufnahmen. Zeitschr. f. ärztl. Fortbild. 13. 72—76. 1916. Vorl. Bericht: Wien. klin. Wochenschr. 1915.

Trendelenburg, W., Die Adaptationsbrille, ein Hilfsmittel für Röntgendurchleuchtungen. Münch. med. Wochenschr. **1916**. 245—246, und Fortschr. a. d. Geb. d. Röntgenstr. **25** (1). 1917.

Veifa-Werke, Stereoskopische Durchleuchtung. Techn. Mitt. d. Veifa-Werke. Nr. 4. Frankfurt-Bockenheim 1913.

Volkmann, A. W., Zur Mechanik der Augenmuskeln. Ber. sächs. Ges. d. Wiss. Lpzg. M. N. Cl. **21**. 28—69. 1869. Darin S. 37.

Wachtel, H., Der Schwebemarkenlokalisator. Ein einfacher und exakter Fremdkörpersucher. Münch. med. Wochenschr. **1914**. 2292—2293.

Wachtel, H., Der Schwebemarkenlokalisator. Ein einfacher und exakter Fremdkörpersucher. Erwiderung zu der Bemerkung Dr. Robert Fürstenaus zu meiner gleichnamigen Mitteilung in Nr. 47 d. W. 1914 (Feldärztliche Beilage). Münch. med. Wochenschr. **1915**. 225.

Wachtel, H., Das neue Lokalisationsprinzip der Raummarke und der Schwebemarkenlokalisator, ein Fremdkörperverfahren ohne Messung im Raum und ohne Rechnung. Fortschr. a. d. Geb. d. Röntgenstrahlen **23**. 405—420. 1916.

Wagener, Die Fremdkörperlokalisation durch drei Ebenen usw. Fortschr. a. d. Geb. d. Röntgenstrahlen **24**. 221—224. 1916.

Walter, B., Stereoskope für große Bilder. Fortschr. a. d. Geb. d. Röntgenstrahlen **6**. 18—24. 1902/03.

Weischer, Ein Beitrag zur Lokalisation der Fremdkörper nach Levy-Dorn. Zentralbl. f. Chir. **1915**. 477—478.

Wenckebach, K. F., Das stereoskopische Röntgenverfahren als Hilfsmittel bei der anatomischen Forschung. Zeitschr. f. angewandte Anat. **1**. 102—104. 1914.

Weski, O., Praktische Erfahrungen mit der Fürstenauschen Lokalisationsmethode von Geschossen. Münch. med. Wschr. **1915**. 244—245.

Weski, O., Die röntgenologische Lagebestimmung von Fremdkörpern. Ihre schulgemäße Methodik dargestellt an kriegschirurgischem Material. Stuttgart, Enke, 1915.

Weski, Berl. klin. Wochenschr. **1916**. Nr. 17.

Wheatstone, Ch., Beiträge zur Physiologie der Gesichtswahrnehmung. I. Teil. II. Teil. Über einige bemerkenswerte und bisher nicht beobachtete Erscheinungen beim beidäugigen Sehen. Philos. Transact. **1838**. 371—394; **1852**. 1—17. Herausgegeben von v. Rohr in Ostwalds Klassikern **168**. 1—37 und 58—82.

v. Wieser, W., Geometrische und physikalische Grundlagen der stereoskopischen Aufnahme und Durchleuchtung. Kompend. d. Röntgenaufnahme u. Röntgendurchleuchtung von Fr. Dessauer u. B. Wiesner. Bd. I. VII. Kap. S. 266—286. Leipzig, Nemnich, 1915.

Zeiß-Jena, Neuer Augenabstandsmesser. Zentral-Ztg. f. Optik u. Mechan. **28**. 61—62. 74—75. 1907. (Mitt. a. d. opt. Werkst. v. C. Zeiß in Jena.) Ferner: Augenabstandsmesser. Druckschrift: „Med. 6.“

Zeiß-Jena, Stereoskop. Wissenschaftliche Stereoskop-Bilder. Stereo-Mikrometer. Druckschrift: „Mess. 174; 4. Ausg. 1907.“

Zoth, O., Augenbewegungen und Gesichtswahrnehmungen. Nagels Handb. d. Physiol. **3**. 283—437. 1904. Darin S. 295.